令人烦恼的肩痛

漫谈肩关节疾病

黄燕峰　何耀华　主编

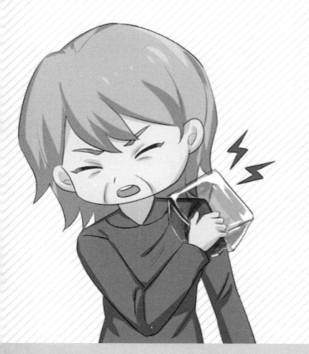

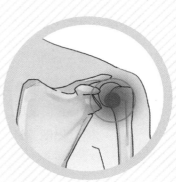

U0305675

上海浦江教育出版社

图书在版编目（CIP）数据

令人烦恼的肩痛：漫谈肩关节疾病 / 黄燕峰，何耀华主编 . — 上海：上海浦江教育出版社有限公司，2024.2

ISBN 978-7-81121-851-0

Ⅰ . ①令… Ⅱ . ①黄… ②何… Ⅲ . ①肩关节 – 关节 – 疾病 – 诊疗 Ⅳ . ① R684

中国国家版本馆 CIP 数据核字（2024）第 037852 号

责任编辑 王 艳 黄 健
封面设计 曾国铭
插图设计 上海漫云文化传媒中心

LINGREN FANNAO DE JIANTONG
——MANTAN JIANGUANJIE JIBING
令人烦恼的肩痛
——漫谈肩关节疾病

上海浦江教育出版社出版发行

社址：上海海港大道 1550 号 邮政编码：201306

电话：（021）38284910（12）（发行） 38284923（总编室） 38284910（传真）

E-mail：cbs@shmtu.edu.cn URL：http://www.pujiangpress.com

上海商务联西印刷有限公司印装

幅面尺寸：148 mm×210 mm 印张：5.375 字数：90 千字
2024 年 2 月第 1 版 2024 年 3 月第 1 次印刷
定价：48.00 元

编 委 会

主 | 编 | 简 | 介

黄燕峰 医学硕士，副主任医师，上海市第六人民医院金山分院骨科行政副主任，2021年度金山区青年英才，金山区骨科质控组秘书，金山区劳动能力鉴定委员会专家组委员，金山区健康科普讲师团成员。曾主持金山区科委课题2项、区卫健委课题1项，发表学术论文10余篇，获国家新型实用发明专利1项；曾获金山区卫健委十佳医务工作者提名奖，金山区卫健系统优秀共产党员、金山区"鑫工巧匠"称号；积极参与科普宣传工作，多次在金山区广播电台作科普讲座，还在医院公众号开设了"小黄医生说"栏目，且栏目中的科普作品《治疗复发性肩关节前脱位，我们有妙招》获得2020年度"上海医药卫生优秀新闻作品奖——医学科普奖"优秀奖。

何耀华 医学博士、主任医师、教授、博士生／博士后导师、上海市优秀学术带头人、上海市第六人民医院骨科行政副主任；兼任中华医学会运动医疗分会委员，中国医师协会肩肘外科学组委员，上海市医学会运动医学专科分会委员，上海市医学会骨科分会关节镜学组副组长，上海市医师协会骨科医师分会运动医学工作组副组长，ISAKOS会员，APKASS会员，SICOT肩肘外科学组委员，《中华肩肘外科电子杂志》《中华骨与关节外科杂志》编委，《中华临床医师杂志》特邀编委。从事运动损伤的诊断与治疗20余年，是国内运动医学领域知名专家，对肩关节疾病的诊治，如肩袖损伤、肩峰撞击综合征、肩关节脱位、盂唇损伤以及肩周炎（冻结肩）等，具有丰富的临床医学经验。

序一

肩痛是人们常常面临的一个非常令人烦恼的问题。它可能不仅影响人们的身体健康，更对患者的日常生活造成不小的困扰。正因如此，我非常高兴地看到有这样一本科普书籍的出现，它旨在全面讲解肩痛的知识，并提供实用的预防和治疗方法。

作为一名骨科医生，我经常面对患者们因肩痛而苦恼的情况。肩痛不仅有可能是肌肉扭伤或疲劳所致，还可能涉及更复杂的问题，如肩袖损伤、关节炎等。因此，了解肩痛的病因和机制，以及如何有效地预防和治疗的方法，对于广大读者而言都是非常重要的。

这本科普书籍与其他相关书籍的不同之处在于，它将十分深奥的专业知识，以通俗易懂的语言和图片表达出来，旨在为读者提供易于理解的内容。它通过向读者介绍肩关节的解剖和功能，探讨不同类型的肩痛病因和机制，并为不同的肩痛提供个体化的预防和治疗方案，为广大读者提供了一个全面了解肩痛问题的学习载体。

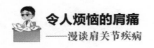

　　除了介绍肩痛的基础知识和最新研究进展外，这本书还探讨了一些非药物治疗方法和药物治疗选项，以帮助读者根据自身情况选择最合适的治疗方案。此外，这本书通过生动、形象的插图和真实、丰富的案例分析，可以为读者提供贴近实际、富有乐趣，又充满专业知识的阅读体验。

　　在此，我要向黄燕峰、何耀华主编和参与编写本书各位专家表示衷心的感谢。他们的辛勤工作和专业知识使得这本书能够如期出版。

　　我衷心希望《令人烦恼的肩痛——漫谈肩关节疾病》这本科普书籍能够成为众多肩痛病患者的良师益友，愿您在阅读过程中获得有益的知识，并能够借此找到适合自己的肩痛解决方案。衷心地祝愿您健康快乐！

　　寥寥数语，权以为序。

　　　　　　　　　上海市第六人民医院党委书记

　　　　　　　　　中华医学会上海创伤学会候任主任委员

序二

《"健康中国 2030"规划纲要》指出:"健康是促进人的全面发展的必然要求,是经济社会发展的基础条件。"健康是我们每个人所追求的重要目标之一。

肩关节作为人体活动范围最大、最不稳定的关节,承担着日常生活中多种动作和重量不等的负荷。然而,由于种种原因,近年来肩痛问题变得越来越普遍,甚至也越来越复杂。肩痛逐渐成为威胁人们健康和生活质量的常见疾病之一。据统计,慢性肩关节疼痛已成为继慢性头痛、腰痛之后的第三大疼痛。

为了帮助广大民众正确认识肩痛问题,提升防治意识,并为读者提供预防和治疗肩痛的实用知识,何耀华主任、黄燕峰副主任领衔编写了本书。春节期间,我接到了两位主编寄来的书稿。读完全书,我觉得可以用"翔实""实用""通俗"三个词来概括之。

所谓翔实,是指内容翔实。本书涵盖从解剖、生理等基础,到常见肩痛病的病因与发病机制、治疗方法与康复

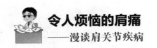
手段，直至日常护理与预防措施等内容，涉及基础医学、临床医学、康复医学、预防医学和护理学，可谓是关于肩痛的一部"小百科"。

所谓实用，是指方法实用。书中介绍的肩痛鉴别方法、治疗与预防方法、康复与预防方法，都非常实用。尤其是其中介绍的一些锻炼和康复方法，非但实用有效，而且都配以插图，读者几乎可以"按图索'技'"。

所谓通俗，是指行文通俗。本书作者将医药学中一些晦涩难懂的医药学名词、术语，以通俗易懂的语言来表达；另外，还配以较多插图，更增加了本书的可读性。

总之，《令人烦恼的肩痛——漫谈肩关节疾病》是一本兼具科学性、实用性和可读性的优秀科普读物。有鉴于此，我乐于为之作序。

上海市第六人民医院金山分院党委书记　金玮韵

前言

　　肩关节是人体活动范围最大、最不稳定的关节之一，其复杂的解剖结构和广泛的功能使其在运动中极易受损。近年来，由于多种原因导致的肩痛问题也日益增加。有资料显示，慢性肩关节疼痛已成为继慢性头痛、慢性腰痛之后的第三大疼痛，约有80%的成年人曾经历过不同程度的肩痛。面对肩痛问题，许多人习惯性选择忍耐，期望它会自行消失；也有不少人可能会自己进行盲目的锻炼；还有很多人会将肩痛等同于肩周炎，但实际情况并非完全如此！

　　为了帮助大家正确认识肩痛问题，提升肩痛防治意识，并寻找合适的方法来缓解和治疗肩痛，我们基于临床实践撰写了本书，以图文并茂的方式，通过临床工作中的真实案例，系统阐述常见肩痛疾病的基础病因、发病机制、临床表现、防治策略以及康复锻炼等内容。

　　本书通俗地介绍了肩关节的解剖结构和功能，以帮助读者更好地理解肩痛的根源。针对不同类型的肩痛，详细探讨其病因和发病机制，包括肩袖损伤、肩关节滑膜炎、

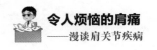

钙化性肩周炎等。以便使患者更准确地判断自身所患的肩痛类型，并采取相应的预防和治疗措施。

不论您是健身爱好者、从事体育运动的人士，还是遭受肩痛困扰的普通患者，本书都提供了较为详细的防治方案。需要强调的是，肩痛的防治需要个性化的方案，而不是简单地依赖所谓"通用方法"。我们鼓励读者主动寻求医生的指导和建议，以确保选用合适的防治方案。

康复锻炼在肩痛康复过程中的作用非常重要。本书还介绍了一系列简单、实用的康复方法和技巧，如力量训练、伸展运动、肩周围肌肉的加强等，旨在加速肩关节的康复过程、减轻疼痛，并预防再次发作。

本书的受众人群非常广泛，不仅对肩痛患者有着重要的意义，对于医疗机构、健康咨询机构，以及相关专业人士也具有一定的参考价值。

最后，我们要衷心感谢本书的编委，他们把在临床实践中积累的丰富经验，以图文并茂的方式呈现给读者。对书中可能存在的差错和不足，希望您批评指正，以便在重印时改正。

衷心地祝愿您健康愉快、远离肩痛！

黄燕峰　何耀华

目 录

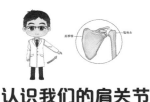

认识我们的肩关节

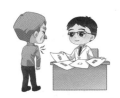

肩痛是怎么回事

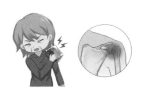

肩关节常见疾病

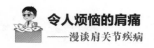
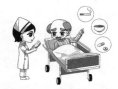

**不可忽视的肩关节
镜围手术期**

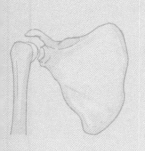 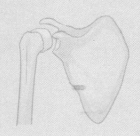 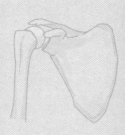

认识我们的肩关节

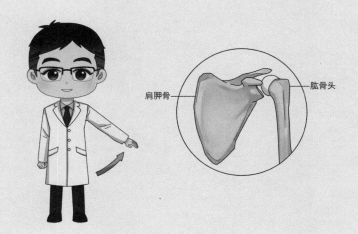

肩胛骨　　　肱骨头

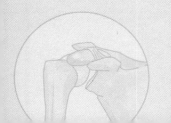 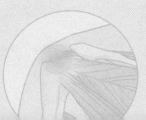 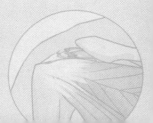

肩关节的结构解剖

年富力强的顾医生是市内一家综合性医院的骨科副主任医师，自从加入刘主任的学术团队以来，主要从事肩关节相关疾病的诊治工作。同时，他还非常热心医学知识的科普工作，常利用业余时间通过网上科普"直通车"，向患者和其他居民群众普及医学知识。

今天是星期日，一大早顾医生就"驾驶"着他的科普"直通车"穿梭"云上"了。

顾医生：大家好，欢迎来到肩关节结构与解剖学的科普直通车。今天我们将一起学习肩关节的主要组成部分及其作用。

小明：非常感谢顾医生！我想问一个问题：肩关节在我们的身体中扮演着怎样的角色？

顾医生：很高兴回答你这个问题。肩关节是人体最灵

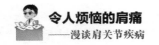
活的关节，它能让我们完成多种动作，如抬手、转动手臂等。广义的肩关节包括盂肱关节、肩胛胸壁关节、肩锁关节、胸锁关节、肩峰肱骨间关节。狭义的肩关节是指盂肱关节，这也是解剖学上真正的关节，我们通常说的肩关节指的就是它。它由几个重要的解剖结构组成，首先是肱骨头，它就像一个球，位于肩胛骨上方。而肩胛骨则像是一个平台，支撑着肱骨头，帮助保持肩关节的稳定性。因为肩胛盂小、肱骨头大而圆，关节囊又较松弛，因此肩关节活动度大。加以肩胛骨的升降、旋转并沿胸壁绕动，活动范围就更大了。

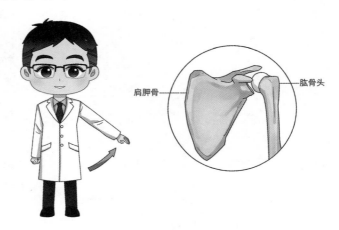

小明：哦，我明白了。那什么是肩袖呢？

顾医生：很好的问题！肩袖实际上是肩关节周围的肌肉和肌腱的组合，其中肌腱主要有冈上肌、冈下肌、小圆肌和大圆肌等 4 个。这些肌肉和肌腱紧密地包围着肩关节，就像是一个保护性的袖子，因此得名肩袖。

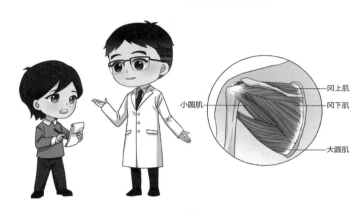

这些肌腱的运动导致肩关节旋内、旋外和上举活动，但更重要的是，这些肌腱将肱骨头固定在肩胛盂上，对维持肩关节的稳定和肩关节活动起着极其重要的作用。肩袖的主要功能是上臂外展过程中使肱骨头向关节盂方向拉近，维持肱骨头与关节盂的正常支点关节。肩袖损伤将减弱这一功能，甚至使之丧失，并由此严重影响上肢外展功能。冈上肌附着于肱骨大结节最上部，经常受肩峰喙肩韧带的磨损。从解剖结构和承受的机械应力来看，该部位为肩袖的薄弱点，当肩关节在外展位做急骤的内收活动时，易发生破裂，因肢体的重力和肩袖牵拉使裂口愈拉愈大，而且不易愈合。

小明：哦，知道了，看来肩袖的作用非常重要。还有

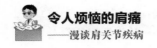

其他的结构吗?

　　顾医生:当然,除了肱骨头、肩胛骨和肩袖外,还有关节囊和滑液等结构。关节囊像是一个包裹在关节周围的薄膜,其中含有滑液,有助于减少摩擦并保持关节的润滑。这些结构共同协作,使得肩关节能够在各种活动中保持平稳运动。每个肩膀的肩峰下滑囊帮助一组肩袖的肌肉和肌腱发挥作用。但是,如果发现滑囊肿胀并充满液体,就是肩峰滑囊炎的病理表现。

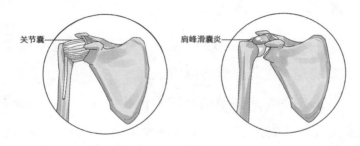

　　小明:真是太有趣了!医生,您能不能为我们画一张肩关节的示意图,帮助我们更好地理解?

　　顾医生:当然可以!请看这张图,这是肩关节的简化示意图,大家可以看到肱骨头、肩胛骨、肩袖以及关节囊等关键结构。

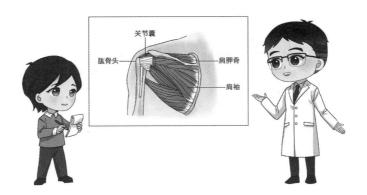

小明：太感谢您了，医生！这张图让我对肩关节的结构有了更清晰的认识。

顾医生：不客气！如果你还有其他问题，都可以随时问我。下午我们将继续探讨肩关节的运动生理学。下午见！

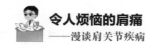
肩关节的生理运动

在一口气回答了网民代表小明关于肩关节解剖结构的问题，并把预告的肩关节生理学内容再梳理一遍后，顾医生稍作休息。

下午，他又如约开启了他的科普"直通车"。

顾医生：大家好，今天下午的话题是肩关节的运动生理学。通过这一话题，我们一起深入了解这个让人实现抬举、旋转和屈伸等动作的关键部位。

小明：太好了！我们正聆听着呢。

顾医生：肩关节的生理运动学是非常有趣的领域。让我们首先来看看抬举运动，也就是将上臂从自然垂直状态抬起的动作。这个看似十分简单的动作，却涉及肱骨、肩胛骨，以及相关的肌肉和韧带的协同工作。医学上把抬举运动称为肩关节的前屈，而与之相对应就有后伸动作。人们走路时前后摆动手臂的动作，实际上就是肩关节的前屈、后伸。

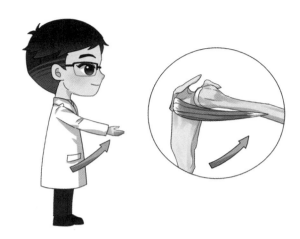

小明：那么，抬举运动中肩胛骨起到了什么样的作用呢？

顾医生：很好的问题。肩胛骨在抬举运动中起到了维持稳定性的关键作用。通过肩胛骨下缘肌肉群的协同收缩，使我们能够保障上臂在抬举过程中的稳定性和平衡性。这样，我们就能够轻松地举起物体，而不会感到晃动或不舒服。

小明：我们的手臂还能旋转，在旋转运动中，肩胛骨又发挥着什么作用呢？

顾医生：旋转运动包括手臂的内旋和外旋。在内旋和外旋动作中，肱骨头与肩胛骨之间的配合非常重要。这需要周围肌肉的协同作用，使人的手臂能够在各个方向上灵活旋转。

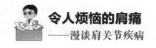

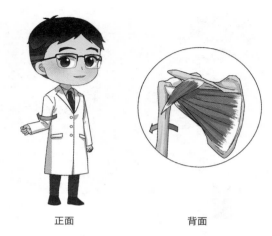

正面 　　　　　　　　　背面

小明： 那么，肱骨头和肩胛骨的配合是如何实现的呢？

顾医生： 肱骨头和肩胛骨之间的配合需要一系列肌肉和韧带的协同工作。只有这样，人们才能够完成精确而流畅的内旋和外旋动作。这对于人们的日常活动非常关键，比如拧开瓶盖或者打开门把手等。

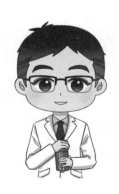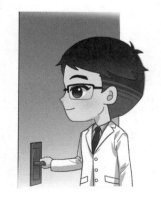

小明：明白了。那么，屈伸运动又包含了什么原理呢？

顾医生：屈伸运动是涉及手臂从弯曲状态到伸直状态再到弯曲状态的动作。在这个运动中，肱骨和肩胛骨之间的协调起着重要作用。这种协调确保了手臂能够在前屈和伸展之间保持稳定且流畅的运动。

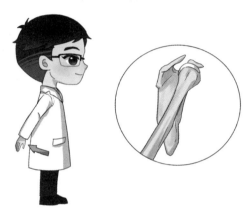

小明：太棒了，通过您的科普，我们已经初步了解了肩关节的生理运动学。这些对于大家日常生活的各种动作都起着至关重要的作用。

顾医生：是的，了解肩关节的生理运动学有助于我们更好地理解它在日常活动中所扮演的角色。如果大家在日常运动中有相关问题，可以继续向我提问，也建议你们去咨询专业医师或物理治疗师，以便得到更准确的建议。

小明：非常感谢医生的解答和分享，期待我们下次再见！

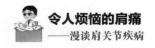

令人烦恼的肩痛
——漫谈肩关节疾病

肩关节的基本作用

忙完了预定的两次云上科普答问后，顾医生并没有马上休息。他在电脑上找出"肩痛"文件夹，开始撰写起关于"肩关节的作用"的科普文章，以便下次科普"直通车"时使用。

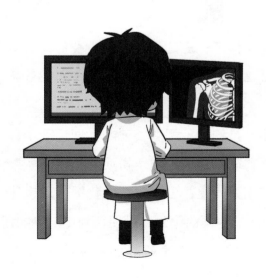

人类肩关节的进化是一个漫长的过程，经历了数百万年的演变。根据科学家们对化石和现代人类的研究，可以大致将人类肩关节的进化历程概括如下。

　　早期的人类（如猿人）因为需要攀爬，所以他们具有比现代人类更加强壮的肩关节，这种肩关节具有较小的肱骨头和较大的肩胛骨，能够提供更好的支持和平衡。

　　随着人类从树上走下来，开始步行和奔跑，肩关节的形态逐渐发生了变化。肱骨头变得更加突出，肩胛骨也变得更加平坦，这使得肩关节能够更加灵活地支持上肢的运动。

　　随着人类的进化，现代人类肩关节的特点是肱骨头和肩胛骨的比例更加均衡，肩胛骨也更加稳定，这使得肩关节能够更好地支持上肢的运动和完成各种复杂的动作。

　　总之，人类肩关节的进化历程是一个逐步演化的过程，以适应人类的不同需求和环境。

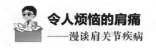
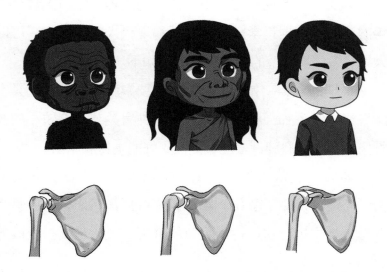

现代人类的肩关节，连接着手臂与躯干的关节，辅助我们完成日常生活中举、拉、推、提等各种动作。在各种生活环节中，有一半的动作都得靠这位小伙伴帮忙完成。

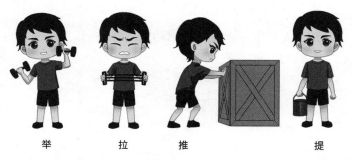

举　　　　拉　　　　推　　　　　　提

我们日常见面要打招呼、挥手示意，挥手时就要抬起肩关节。这一"抬起"动作，我们称其为肩关节抬举运动，这是将手臂从身体旁边抬起的动作。你可以把手臂从自然垂直的状态，像招财猫那样抬起来。抬举运动主要由肩胛骨下缘的肌肉协同完成，肩胛骨的稳定性在这个过程中非常重要。

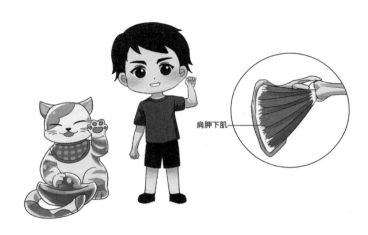

肩胛下肌

每当夏天来临，总有不少蚊子。唉，蚊子咬人时，还总爱盯着人的后背，为了挠痒，我们需要将手反转在背后，用手背缓慢向上接近上背部，这是肩关节向后旋转动作。

其实这个动作贯穿着我们每天的生活工作，早上穿衣，尤其是女性，后背要系内衣扣子；穿上美美的衣服，需要拉上后背的拉链；梳理一下自己柔顺的长发，扎个漂亮的辫子；开车上班停车后，要拿后座的包包；拿完提包下车，甩手关上车门；上厕所擦屁股；晚上洗澡搓背……这些都需要肩关节向后旋转。

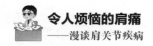
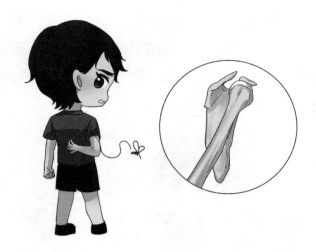

　　总之，肩关节的各种运动在日常活动中起到了至关重要的作用，正是这一系列的运动，才使我们能够完成各种任务和动作。

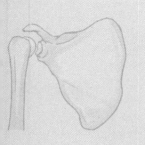
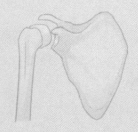
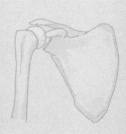

肩痛是怎么回事

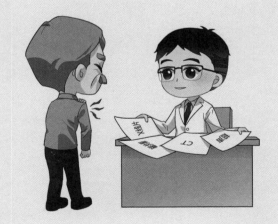

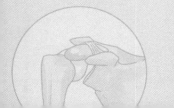
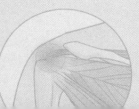
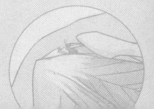

肩痛该看什么科

医院挂号大厅一大早就热闹起来了，许多人在自助挂号机前按照提示操作着，也有人在人工挂号窗口排起了队……但一位五十多岁的老伯，似乎遇到了什么难事，他一会儿抬头看看挂号窗口，一会儿又摸摸自己的肩膀，一会儿又皱起了眉头……正在这时，顾医生正好路过，于是老伯伸手拦住了他。

老伯：医生，医生，我的肩膀很痛，但看了一下你们医院没有"肩痛科"，那您看我应该挂哪个科室的号？

顾医生：老伯，肩痛应该去骨科就诊，您去挂骨科号。

老伯：好的。谢谢医生。

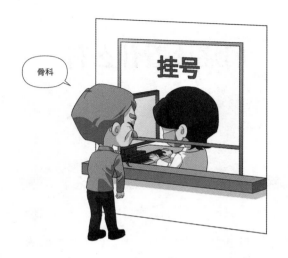

骨科

挂号

广大患者通常会有一个疑问：肩痛就医时应该挂哪个科？

绝大多数情况下，肩关节疼痛属于肌骨疾病范畴，应该挂骨科的号。骨科医生会对患者进行详细的病史询问以及体格检查。通过询问你是否受过外伤，是否从事肩部高强度运动或者有导致肩部慢性损伤的因素，再结合相应的体格检查及肩关节的活动范围等因素进行综合评估，有经验的骨科医生能够得出初步诊断。之后，医生会让患者进一步到医院的相关医技科室完成X线检查、肌骨超声检查或磁共振检查等。完成检查后，医生结合之前的病史和体检，通常就可以对肩部所患疾病作出准确的诊断，并针对不同病情提出不同的治疗方式。

如果所在地区医疗条件完善，骨科下通常设有其他亚专科，此时可以考虑在主要处理运动损伤及肌骨问题的运动医学亚专科或者根据疼痛部位在上肢亚专科就诊，以得到更有针对性的诊治。

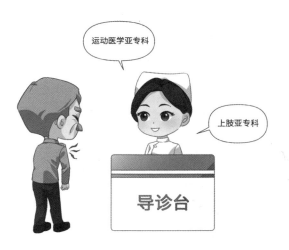

若所在地区医疗条件有限，那么咨询全科或社区医生通常也能得到一定的处理。患者可以根据本文之意定期评估并积极反馈治疗和康复进展。如果情况得不到改善，则应考虑至更高级别的医院专科就诊。

如果不幸发生诸如骨折、脱位等严重的外伤，或者出现心梗导致的胸痛、左肩痛，则应尽快到就近医院的急诊处理。

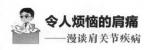

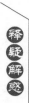

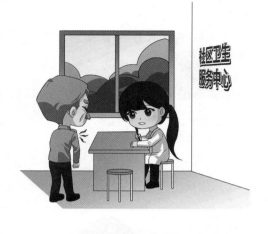

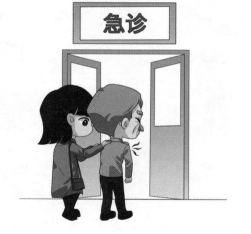

肩痛该做啥检查

今天是顾医生专家门诊的时间，刚开诊不久，一位老伯拿着病例卡急匆匆走进了诊室。

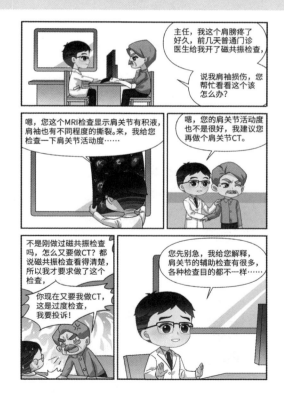

上述场景相信不少人都会有"似曾相识"的感觉，甚至还会有人为这位老伯的投诉点赞。但是，朋友，您真的错了！

因为，每一种检查都有它的优势，同时也有局限性，医生会根据不同的病情来开具相对应的检查项目，有时还需要用另一项检查来辅助观察，以便作出精准的诊断。

大家可能不知道，导致肩关节疼痛的疾病有多种，不同疾病的治疗方式有很大差异。通过病史询问和初步的体格检查只能让医生对疾病的性质和特点有基本判断。若要得到最有针对性的治疗，还需要结合一项或几项医技检查来辅助诊断。因此，在有条件的情况下，医生通常会开具X线片、肩部CT、肩部超声以及肩部磁共振等检查项目。这些检查有着不同的临床侧重，在临床中也常综合运用，不属于过度检查。

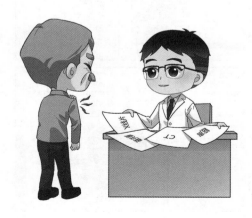

下面我们简单地谈一下各种检查的目的和特点，以使大家对常用的检查方法有一个大致的了解。

　　（1）肩部X线片：X线片是最常用到的检查手段，X线摄影的原理是基于人体组织之间有密度和厚度的差别，当X线透过人体不同组织结构时，被吸收的程度不同，所以到达荧屏或胶片上的X线量会有差异，形成明暗或黑白对比不同的影像。普通X线摄影速度快、成本低廉，在骨科最擅长的就是看骨头，而且看的范围比较大，具有整体观察的优势，这是CT和磁共振所不具备的。另外X线摄片机的普及程度较高，一般医院都会有，是很多骨科病初步筛查的首选。它主要针对肩部骨性结构，大致反映肩关节的情况。同时，骨折、脱位以及骨关节炎患者会有其特征性的X线片表现。

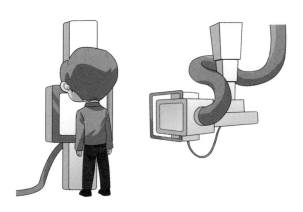

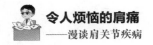

（2）肩部CT检查：CT的成像原理是应用X线束围绕人体的某一部位连续断面扫描，具有扫描时间快、图像清晰等特点，可用于多种疾病的检查。CT和其他检查相比，主要优势是可以看到骨头的横切面，可以把骨头分层来看，检查出某些特殊部位的细微骨折、骨肿瘤、骨结核，这些是CT独具的。该检查也主要针对骨性结构，但通过断层扫描技术，可以避免组织间的遮挡，更清楚地反映肩部细微的骨性损伤。同时采用三维重建技术，可以更直观地观察肩部骨性结构。

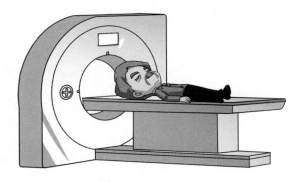

（3）肩部磁共振检查和超声检查：这两种检查主要评估肩部的软组织情况。磁共振的优点是可以将人体的各种不同组织像呈现得非常清楚，对于软性组织（比如韧带、软骨等）的成像要优于其他检查。另外因为它不是通过X线来成像的，所以基本没有什么辐射。但它的缺点是视野比较小，且费用比较高。超声检查

操作简便，也可对软组织炎症和损伤进行评估，但它
会更多地依赖操作者的经验和主观判断。

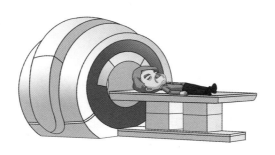

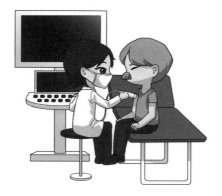

　　此外，如果怀疑患者肩部存在神经功能障碍，医
生也可能会开具肌电图检查来明确神经是否受损。肩
关节镜检查是指通过微创手术，将"照相机"镜头伸
入肩关节内的检查方式。此方法通常是手术治疗的一
部分，极少单独应用。肩关节镜检查可以清晰直观地
看到损伤部位，并可对损伤进行修复处理。

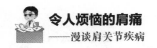
肩痛原因有哪些

爱提问的小明前几天给顾医生发来了一封邮件，向他提了一个很大的问题：肩膀痛的"罪魁祸首"是什么？看了小明的邮件，顾医生经过仔细的思考，以"肩痛的常见病因"为题给他回了一封邮件。

在专科及全科门诊中，肩部疼痛患者的占比非常高，不同人群的肩部疾病患病率为16%~26%，在肌骨系统疾病中排名前三。

那么，所有肩痛都需要就医吗？在回答这个问题之前，我们先要了解肩痛的常见原因。

通过前面的介绍，我们已经了解肩部的大致解剖结构。肩膀是由多个小关节、肌肉及其肌腱以及骨头等诸多精细的"部件"组成的，这些"部件"共同维持着肩关节的正常活动。复杂的结构使肩关节获得了最大的活动度，

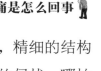

能完成诸多功能，如推举、投掷等。但同时，精细的结构也使肩关节更易受到外伤、炎症和慢性劳损的侵扰。哪怕其中一环出了问题，都会造成肩关节疼痛和功能受限，使得梳头、穿衣、清洁后背等日常生活受到极大干扰，严重时可能会影响睡眠质量，甚至导致社会心理问题。

肩部疼痛的常见原因主要包括以下几类。

1. 软组织炎症（滑囊炎或肌腱炎）或肌腱撕裂

（1）滑囊炎　滑囊是位于关节内的小囊袋，它们充当骨头和软组织之间的缓冲物，有助于减少滑动的肌肉肌腱与骨头之间的摩擦。过度使用肩膀或慢性炎症会导致滑囊发炎、肿胀，引起肩膀深部疼痛和关节活动受限，使得日常活动变得困难重重。

（2）肌腱炎　肌腱是连接肌肉与骨头的"绳索"。大多数肌腱炎是由肌腱内的炎症引起的。一般来说，肌腱炎有两种类型：急性炎症常见于投掷运动或在其他工作中进行的高举过头顶的活动；慢性炎症则见于由年龄或特定职业引起的退变和反复磨损。

（3）肌腱撕裂　肩膀中最常受影响的肌腱包括四根肩袖肌腱和一根肱二头肌腱。肩袖是由四个小肌肉和它们的肌腱组成的，覆盖在上肱骨头上并保持肱骨头在肩膀窝内，有助于肩膀的运动和稳定性。和肌腱炎类似，肌腱撕裂也可由急性损伤或慢性退变导致。肩袖和肱二头肌长头腱是肩部最常发生损伤的肌腱。除了疼痛和活动度受限外，肩部肌腱撕裂会明显影响肩部力量。巨大的撕裂还会改变肩部正常的生物力学特性，导致肩部功能进一步恶化。

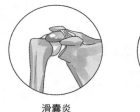 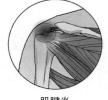 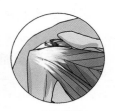

滑囊炎　　　　　　肌腱炎　　　　　　肌腱撕裂

2. 肩关节不稳定

肩关节不稳可以简单地理解成肩关节反复脱臼。大部分患者由外伤导致，一旦肩膀脱臼，会使得肩关节周围的韧带、肌腱甚至骨性结构受到损伤。初次脱位后如果没有得到正确治疗，可能会发展成复发性脱位和肩关节不稳。这些患者在抬起手臂时可引发疼痛或者不稳定感，严重影响肩关节的功能。也有部分肩关节不稳是由软组织发育缺陷所致，这些患者的韧带、关节囊等结构松弛，肩关节很容易脱位。此外，反复肩关节脱位或长期不稳会增加肩关节患骨关节炎的风险。

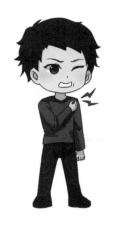

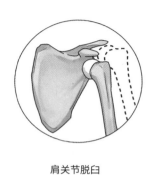

肩关节脱臼

3. 肩部骨关节炎

肩部骨关节炎可表现为肩部肿胀、疼痛和僵硬等症状。骨关节炎发展缓慢，通常在中年时开始出现，引起的疼痛会随着时间推移而加剧。很多患者也合并存在肩袖损伤及肩关节不稳症状。

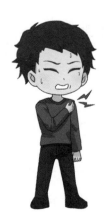

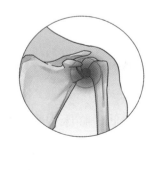

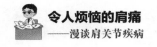

4. 肩部外伤、骨折

肩部外伤可导致肩部骨折、脱位等后果。肩部外伤后常见的骨折主要有锁骨骨折、肱骨近端骨折和肩胛骨骨折。老年患者常合并骨质疏松，在站立位摔倒时就有可能导致肱骨近端骨折；年轻人的肩部骨折通常是由交通事故或运动冲撞等高能量损伤导致的。骨折患者通常有明确的受伤病史，且会有严重的疼痛以及周围组织肿胀和瘀青。

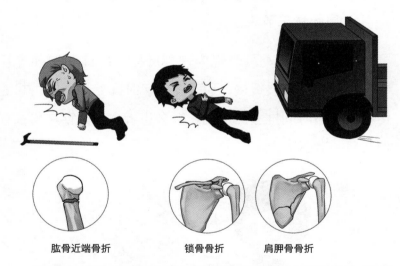

肱骨近端骨折　　　　锁骨骨折　　　肩胛骨骨折

肿瘤、感染和与神经相关的疾病等也可导致肩部疼痛，但发病率低，临床中较为少见。

对于急性外伤所导致的剧烈疼痛，建议尽快就医检查诊治。如果疼痛不是很严重，对日常生活影响不大，可减少患肩活动，避免引起疼痛的动作，暂时休息几天，观察疼痛程度及肩关节功能是否能自行恢复；若症状持续存在，则需要咨询专业医生。需要警惕的是，若患者有心血管疾病史，且突发心前区疼痛及左肩部放射痛，则有可能是心肌梗死的表现，应立即送医。

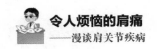
肩痛该如何预防

今天是顾医生的门诊时间，临下班时，一位患者走进了诊室。

患者：医生，我这肩膀怎么突然就这样了啊？我也没做什么事情啊，以后还会不会加重啊？我该怎么办啊，疼得晚上睡不着，好难受啊。

顾医生：俗话说牙痛不是病，痛起来真要命，肩痛也有相似的特点，在受到特定刺激后会反复发作，尤其夜间疼痛明显，很影响睡眠，久而久之会导致焦虑、抑郁等精神问题，所以平时怎么预防肩痛很重要。来，我这里正好有一篇相关的科普文章，题目就叫《预防肩痛五句话》，您先拿去看看，如果还有问题，我们再一起讨论。

患者：好的。谢谢医生。

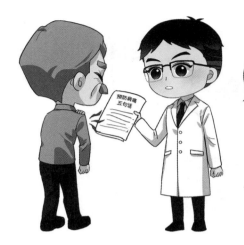

> 牙痛不是病，
> 痛起来真要命，
> 肩痛也是如此。

日常生活中只要记住以下五句话，就等于掌握了预防肩周炎的有效方法，只要你将其付之于行动，相信一定会有所收获。

第一句话：局部保暖呵护肩。 对于肩痛患者而言，最重要也是平时最容易忽视的一点是，注意局部保暖。特别是夏天炎热，千万不要以为都这么热了不可能受凉，以致忽视了空调所吹出的冷气的影响。我们常用的空调大多是从上往下送冷气，如果一不留神正好坐在空调送风口下吹几个小时，很多人当晚肩痛就发作了。建议有肩痛病史的朋友出门时随身带一根长围巾，进入有空调的环境往颈肩部一缠，既美观又实用。

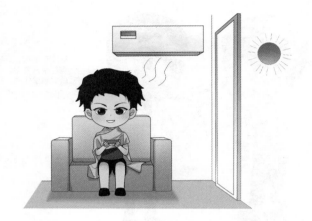

　　第二句话：正确睡姿不可忘。肩痛患者一定要训练良好的睡姿。不良的睡姿是容易被忽视的不良生活习惯。长时间侧卧很容易诱发肩痛，如果有过肩痛的经历，特别是中老年人，不建议将患侧上肢压于身体下侧，应使患侧上臂向前伸或保持轻度上举位，建议仰卧或者健侧卧位。如果双肩都不好，又不习惯仰卧睡觉，你可以使用大的软枕垫在身体两侧，采用半侧卧位，尽量减少睡觉时肩关节的挤压。

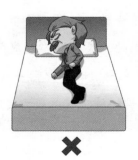

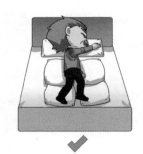

第三句话：过肩上举要少做。也就是说，有肩痛的朋友要尽量少做主动过肩上举的活动，如打羽毛球的扣球动作，就很容易造成肩峰下滑囊的损伤。有反复肩痛的人最好不要从事网球、羽毛球、乒乓球等运动，如果非常喜欢这些运动且难以割舍，那么打球前一定要充分拉伸肩关节并做好热身活动，这样可以很好地预防肩痛。

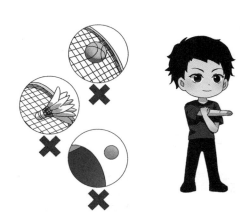

　　第四句话：良好坐姿很重要。久坐已经成为许多人工作生活中的常态，不正确的坐姿会增加肩关节上方的压力导致肩痛。什么是正确的坐姿呢？如下图所示：头部直立，下颌微收，双眼平视，身体不前倾，背靠椅背，放松肩部，双臂靠近体侧，肘屈90°，大腿与地面平行，大腿和小腿成直角双足平放地面。时常提醒自己纠正错误的坐姿是预防肩痛的关键。

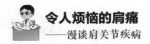
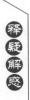

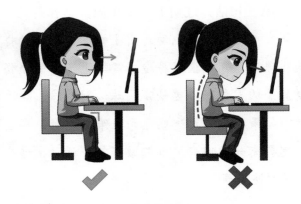

第五句话：拉伸训练好处多。瑜伽大家应该都听说过，很多研究已经证实，经常进行肌肉的拉伸可以恢复肌腱和韧带的弹性，促进血液循环，加速损伤组织的修复。平时坐的时间长了腰酸背痛，经常做几组简单的拉伸动作是预防肩痛发生的法宝。

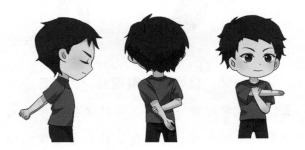

预防肩痛的秘诀是养成良好的日常生活习惯，熟记我们的小诀窍，时刻警惕那些伤肩的小毛病，多做些护肩的小锻炼，肩痛一定会远离你！

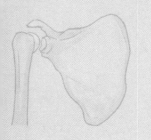
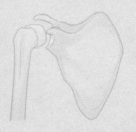
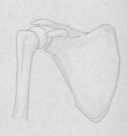

肩关节常见疾病

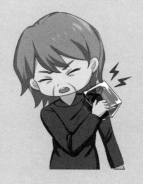
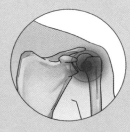

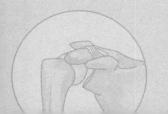
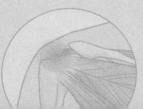
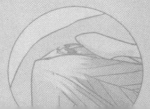

粘连性肩关节囊炎

被"冻住"的肩

今天是顾医生专家门诊的时间。一位五十多岁的阿姨因夜里肩部疼痛难忍，在家属的陪同下来到了诊室。

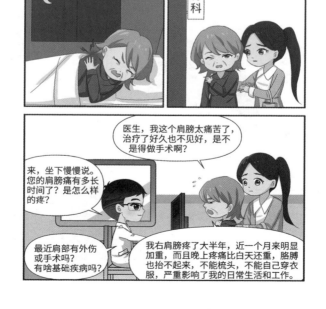

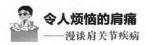

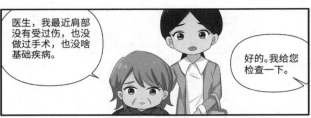

医生，我最近肩部没有受过伤，也没做过手术，也没啥基础疾病。

好的。我给您检查一下。

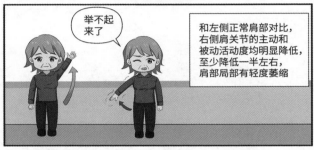

举不起来了

和左侧正常肩部对比，右侧肩关节的主动和被动活动度均明显降低，至少降低一半左右，肩部局部有轻度萎缩

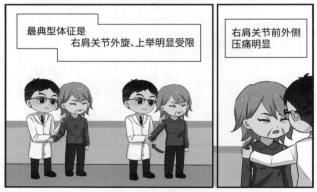

最典型体征是右肩关节外旋、上举明显受限

右肩关节前外侧压痛明显

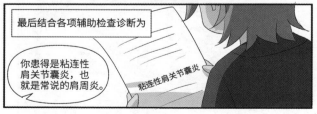

最后结合各项辅助检查诊断为

你患得是粘连性肩关节囊炎，也就是常说的肩周炎。

粘连性肩关节囊炎

1. 什么是粘连性肩关节囊炎？

粘连性肩关节囊炎又称冻结肩，俗称五十肩或肩周炎，是一类由肩关节软组织退行性改变，引起的肩关节周围疼痛伴僵硬为主要症状的常见疾病；多见于 40~60 岁的中老年人，女性发病率高于男性，起病缓慢，病程较长；多为单侧发病，也可双侧相继发病。由于肩关节活动度下降，可影响患者的日常生活和工作。其特征是肩部疼痛和肩关节活动障碍，并逐渐加重。

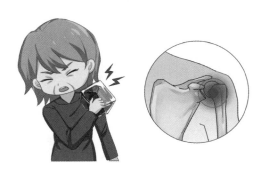

2. 粘连性肩关节囊炎的病因有哪些？

引起粘连性肩关节囊炎的病因有很多，主要包括原发性和继发性两种。原发性病因指原因不明的特发性粘连性肩关节囊炎；继发性病因主要包括糖尿病、

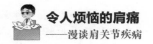

甲状腺疾病、创伤和手术等。女性发病的风险是男性的两倍，糖尿病患者发病的风险为非糖尿病患者的四倍。此外，甲状腺疾病患者和掌腱膜挛缩症患者也易发生粘连性肩关节囊炎。

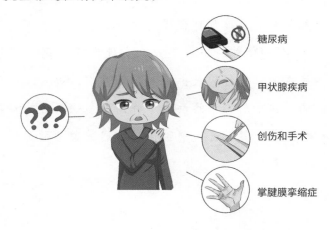

糖尿病

甲状腺疾病

创伤和手术

掌腱膜挛缩症

3. 如何自我判断是否得了粘连性肩关节囊炎？

对于本病的自我判断主要抓住以下五点：①不明原因的肩部疼痛，并逐渐加重，晚上症状较白天严重，整夜疼痛难以入眠；②肩部怕冷，受凉后疼痛加重；③肩部各方向活动均受限，随着病情发展，甚至出现不能完成梳头、穿衣等简单日常动作；④大多数患者肩部有压痛点，晚期肩部可能出现萎缩；⑤合并有糖尿病、甲状腺疾病、掌腱膜挛缩症等基础疾病患者易发。

大家还可以通过能否完成以下三个动作，来粗略判断自己是否患有本病：①伸手摸对侧后脑勺；②侧举胳膊到正上方；③手背伸够到脊柱。如果以上动作无法顺利完成，则患有粘连性肩关节囊炎的可能性很大。

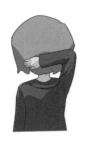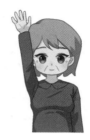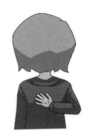

4. 粘连性肩关节囊炎需要做什么特殊检查吗?

为了本病的正确诊断和诊疗，一般需要做两项检查：

（1）肩部正侧位X线片：本病一般无特殊表现，本检查可以评估肩关节间隙和对应关系是否正常；同时排除其他肩部疾患，如骨赘、游离体、钙化和肿瘤等。

（2）磁共振：本病一般也没有直接相关表现，本检查可以发现腋囊缩小或消失、肩袖间隙炎症增厚、二头肌腱长头腱炎症水肿、肩峰下滑囊炎等间接征象。

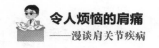

5. 粘连性肩关节囊炎需要怎么处理?

粘连性肩关节囊炎治疗的目的是:减轻疼痛,恢复功能,早日回归正常的工作和生活。早期以非手术治疗为主,对于难治性粘连性肩关节囊炎可考虑手术治疗。一般的处置方法如下:

(1)患肩休息及运动疗法。患者尽量减少患肩举臂过头、伸手够物和提举物体等运动;同时在医生指导下开始简单的肩部锻炼,如轻柔外旋、轻柔外展、轻柔内旋、轻柔外展合并外旋等。

(2)合理使用镇痛药。镇痛药包括口服止痛药物、局部外用止痛药物及关节腔内注射药物等,且需要在专业医生的指导下用药。

(3)科学康复。由康复医生、治疗师根据患者具体情况制订专业的、系统的康复锻炼治疗方案。

(4)通过以上的治疗,症状无改善或改善不明显的患者,可手术进行治疗。手术治疗主要包括全身麻醉下肩关节手法松解和关节镜下松解术等方式。

此外,对患者的健康教育也是十分重要的。粘连性肩关节囊炎是一种能够自愈的肩部自限性疾病,有着特定的病程特点。医生应向患者解释粘连性肩关节

释疑解惑

囊炎的自然病程和早期治疗的必要性，以减少患者对病情的恐惧，提高治疗的信心和依从性，同时强调可能会遗留一定活动范围限制，也可使患者避免盲目乐观，以积极的态度配合治疗，这样才能尽可能地缩短病程、减少痛苦，达到良好的预后效果。

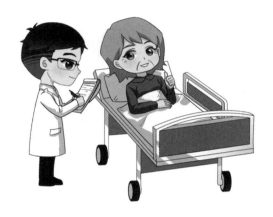

6. 日常生活中如何预防粘连性肩关节囊炎?

如果在日常生活中能充分注意以下五个问题的话，则可有效地预防粘连性肩关节囊炎：①注意防寒保暖，在任何季节，都要注意保护肩部免于受凉；②纠正不良姿势，避免长期不良姿势导致肌肉疲劳造成损伤；③加强功能锻炼，平时需要适当进行肩关节的活动锻炼，防止僵硬；④避免过度劳累，不要做长时间提重物等动作，以减轻肩关节肌肉负担；⑤少背单肩包，

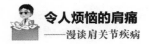
釋
疑
解
惑

因背单肩包使人会不自觉抬高肩部，使肩部肌肉长期处于收缩状态，引起肩背酸痛。

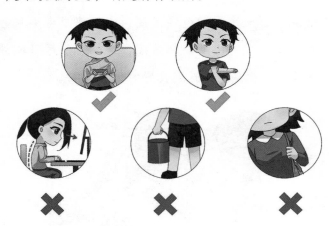

"解冻"冻结肩

　　张阿姨刚退休没几天，左肩膀疼了3个月，连梳头和穿衣服等日常活动都很困难完成。今日慕名来到骨科专家门诊。

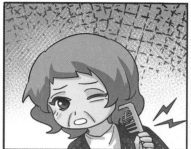

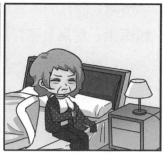

医生，我这个肩膀太痛了，中医也看过了，就是不见好，孙子也带不了。听他们说需要做手术，是不是啊？

骨科

医生，我母亲身体一直很好，但近一个月，夜里肩膀疼痛特别明显……

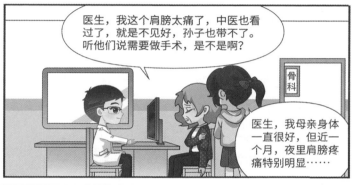

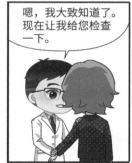

嗯，我大致知道了。现在让我给您检查一下。

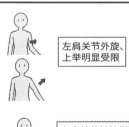

左肩关节外旋、上举明显受限

左肩关节前外侧压痛明显

最后结合各项辅助检查诊断为：

冻结肩。

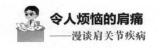
张阿姨：啊！那怎么办呢？要不要开刀？

顾医生：您别紧张，这是一种常见病，治疗的方法有多种。我们科室整理了一份资料，您先拿去看看，然后再和您商量具体的治疗方法。

1. 冻结肩分为哪几个阶段？

通常冻结肩被认为是一种自限性疾病，病程为1~3年不等。其过程又可以分成相互重叠的三个阶段：

第一阶段为急性期，又称疼痛期，症状持续时间2~9个月，以肩关节进行性疼痛加重为主要特点，夜间疼痛明显，肩关节活动范围减小；

第二阶段为粘连期，又称僵硬期或冻结期，症状持续时间4~12个月，此时疼痛有所减轻，但肩关节活动明显受限；

第三阶段为恢复期，又称溶解期，症状持续时间12~24个月，肩部疼痛及关节活动改善。

2. 冻结肩有哪些康复锻炼方法？

康复锻炼是预防和治疗冻结肩的重要方式，中老年人一旦患上了冻结肩，应及时进行功能锻炼，以达到减轻肩部疼痛、缩短病程、避免留下后遗症的目的。

患者在进行康复训练前，应做好局部热身，可洗热水澡后再开始练习，或使用热毛巾捂热患肩，持续10~15分钟。

（1）爬墙运动　取站立位，面向墙壁，与墙壁保持1/3手臂的距离，双手或单手沿墙壁缓慢向上爬动，使上肢尽量高举，然后再缓缓向下回到原处，每天10~20组。

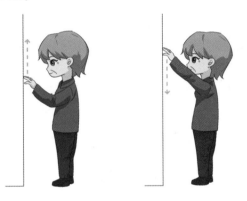

（2）侧平举前后画圈　取站立位或坐位，双手侧平举，掌心向前，保持肘关节、腕关节不动，肩关节向前、向后画圈，反复交叉进行，每天15~20组。

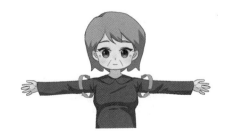

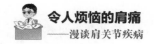

（3）徒手侧平举　取站立位或坐位，双臂伸直，反复前平举→侧平举→上举动作，每次10~15组，每天3次。

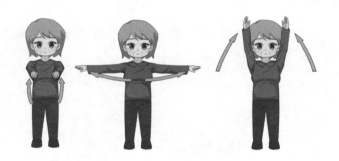

（4）肩部前后画圈　取站立位，患臂自然下垂，肘部伸直，患臂向前向上向后画圈，幅度由小到大，反复进行，每次10~15组，每天10次。

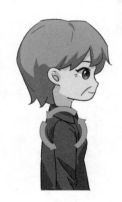

（5）肩胛骨前伸后缩　取站位，双臂平举前伸，掌心相对，保持不动，肩胛骨前伸后缩，体会两侧肩

胛骨靠拢的感觉，每次15~20组，每天1次。

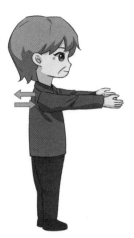

（6）徒手推举　取站位，肩胛骨和肩部紧贴墙壁，掌心向前，指尖朝上，双臂向上伸直，手臂沿着墙壁上下缓慢做推举动作，体会两侧肩胛骨靠拢的感觉，每次15~20组，每天1次。

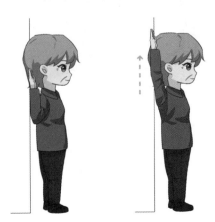

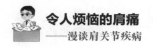

3. 冻结肩在什么情况下须手术治疗?

冻结肩早期以保守治疗为主，经过正规的 12 周保守治疗后，如果症状没有明显改善，或虽然有所改善，但患者仍然无法耐受，可以考虑进行手术治疗。手术治疗包括全身麻醉下肩关节手法松解和关节镜下松解术等治疗。关节镜下松解术具有创伤小、疼痛轻、恢复快、疗效明显等特点，适合各种原因引起的冻结肩治疗。

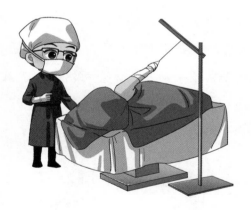

肩周炎的常见认识误区

今天又是顾医生专家门诊的时间，一位老者走进来。

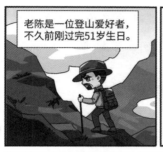

老陈是一位登山爱好者，不久前刚过完51岁生日。

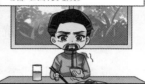

现在他左肩膀已经连续疼痛了四五个月，手臂抬不起来，连吃饭、穿衣、洗头等简单日常活动都难自行完成。

医生，我这个肩膀不仅疼，还不能活动，连最基本的事情也做不了，网上和各种门诊都看过，有人说没事，有人说要手术，还有人说看不好，我感觉这胳膊好不了了。

骨科

喔，别着急，可能没有您想的那么严重。

医生，我爸爸近两个月胳膊抬不起来了，夜里总是听到他起来叫唤，说胳膊疼痛……

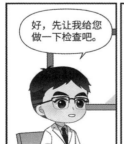

好，先让我给您做一下检查吧。

左侧肩关节的主动和被动活动度降低

左肩关节外旋、上举明显受限

左肩关节前外侧压痛明显

最后结合各项辅助检查诊断为：

粘连性肩关节囊炎。

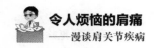

老陈：（神情轻松的）哦，那就是说没事了？

顾医生：没事？那是你没有正确认识肩周炎。来，拿份资料去看看，上面说的都是关于肩周炎认识的误区。有啥看不懂的可以再来问我。

老陈从医生手上接过一份名为《肩周炎的常见认识误区》的资料，认真地阅读了起来。

误区一：肩痛就是肩周炎

常有人一说"肩痛"，有人就附和"肩周炎，小毛病，我也有"。其实临床中肩痛患者中只有极少数真正肩周炎患者，反而肩袖损伤和肩峰撞击症更为常见。患者应当去正规医院详细检查，明确诊断，以防采用错误的治疗方案而延误病情。

误区二：肩痛早期、症状轻就不必就医

肩周炎早期诊断和治疗很重要，可以缩短治疗病程，提高治疗效果。一旦放任病情持续发展，出现肩部活动受限，会影响患者生活及工作，导致延长治疗时间，降低治疗效果。

误区三：肩周炎不需要治疗，自己锻炼一下就行

肩周炎的确有一定的自愈性，但程度极其有限。事实上大多数疾病都有自愈性。多数肩周炎的自愈性体现在肩部疼痛的缓解，而功能障碍却没有缓解。锻炼是恢复肩部功能的重要手段，但并不是所有的肩周炎都可以通过功能锻炼来恢复功能，重者如果不积极采取手术干预可能会遗留功能障碍。而且肩周炎治疗目的主要在于缩短病程，最大限度地恢复肩关节功能，提高患者的生活质量。

误区四：有了止痛药，肩周炎不再可怕了

肩周炎疼痛期，多数人选择自行口服或外用止痛药。殊不知，这些内外止痛药只能起到暂时缓解局部疼痛的作用，治标不治本，反而会延误病情治疗，影响治疗效果。

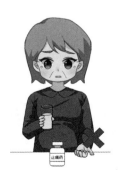

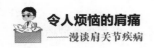

误区五：按摩等于肩周炎治疗

专业的肩周炎按摩，确实能起到一定的缓解作用，但必须找专业推拿科医生，如果按摩手法不正确，只会弄巧成拙，加重肩周炎病情，甚至造成其他损伤。

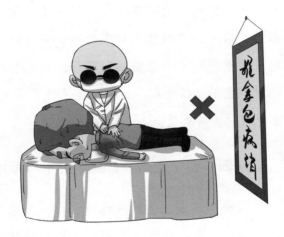

误区六："见好就收"，一旦症状减轻就可停止治疗

许多患者只要疼痛稍有缓解，就立即停止治疗，这种做法是不正确的。肩周炎治疗过程漫长，如病情减轻后马上停止治疗，便有可能导致疾病复发，甚至出现反弹。

误区七：怕痛不运动

肩周炎的康复治疗非常重要，只有适当的康复锻炼才能"撕开"粘连的肩关节软组织。肩周炎的康复锻炼贵在坚持，但切忌过度运动。

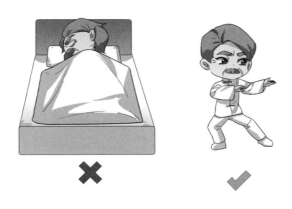

误区八：盲目治疗不分期

肩周炎的分期不同，治疗方法也是完全不同的，如：疼痛期治疗以解除疼痛、预防关节功能障碍为主；冻结期以恢复关节功能运动为主；恢复期主要以继续加强功能锻炼为主。

误区九：肩周炎不需要手术治疗

通过系统的康复锻炼，部分肩周炎患者可能恢复

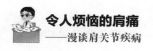

功能，但不代表所有肩周炎通过坚持锻炼都能康复。对于粘连严重的患者，必须进行手术治疗。

误区十：这个病治不好

肩周炎是一种退行性病变，其病程较长，治疗需要一个循序渐进的过程，不能急于求成。俗话说得好，病来如山倒，病去如抽丝啊！

肩袖损伤

举手之痛：肩袖损伤

> 又到了顾医生门诊的时间，刚开诊就来了一位自称是"肩周炎"的患者。

患者： 医生，我肩膀疼痛，晚上睡都睡不好，是不是肩周炎啊？您帮我开点止痛药吧！

顾医生： 先别急，你受过外伤吗？手臂还能举起来吗？我给你按一下，是不是这里疼痛？（按压肩关节处）我看你这个不一定是肩周炎，倒像是肩袖损伤，这种情况在骨科关节门诊常常遇到，很多人都会经历不同程度的肩膀痛，尤其到夜间疼痛更加明显，常常影响睡眠、生活以及工作。很多人没有到医院来之前就自行判断，认为自己患了"肩周炎"，靠上网或者去非专科门诊就诊，擅自进行康复锻炼，"爬墙、甩手、拉单杠"……然而，肩痛并没有

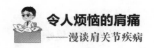

减轻，反而愈加严重，甚至连抬胳膊都非常困难，活动度也越来越差。这些其实就是我们常说的肩袖损伤。

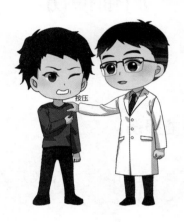

按压

释疑解惑

1. 什么是肩袖?

肩袖又叫旋转袖，是包绕在肱骨头周围的一组肌腱复合体，肱骨头的前方为肩胛下肌腱，上方为冈上肌腱，后方为冈下肌腱和小圆肌腱，这些肌腱的运动能使肩关节进行旋内，旋外和上举活动，但更重要的是，这些肌腱将肱骨头稳定于肩胛盂上，对维持肩关节的稳定和肩关节活动起着极其重要的作用。

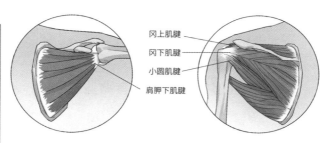

冈上肌腱
冈下肌腱
小圆肌腱
肩胛下肌腱

2. 从未受伤何来肩袖损伤?

要回答这个问题,我们首先应该了解一下肩袖损伤的危险因素。这些因素包括:①年龄。常见于中老年患者,随着年龄的增加,发病率也越来越高。②经常做上肢上举过头的运动和工作。比如举重运动,尤其是过度的肩部训练,如杠铃推举、颈后推举和哑铃飞鸟等,会增加肩袖损伤的风险。又比如网球运动,在打网球时,频繁地挥拍会对肩部造成压力,尤其是不正确的挥拍姿势或使用不适合的拍子。再如建筑工人经常需要进行举重、抬重和高处作业,这些工作对肩部肌肉和肩袖的压力较大。还有渔民在拉拽渔网或收缩渔网时,常常需要使用上肢力量,这可能导致肩袖损伤。③吸烟和肥胖。④遗传因素。⑤急性创伤。⑥其他。如肩关节撞击、肩关节退变,还有糖尿病等内科疾病引起的肌腱组织变性等,都可以造成肩袖损

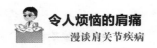

伤。也就是说外伤只是造成肩袖损伤多种原因之一，肩膀没有受伤的人，也会患肩袖损伤。

3.肩袖损伤的主要表现有哪些?

肩袖损伤主要有如下症状和体征：

（1）疼痛：肩外展疼痛、放射痛、夜间痛（常见）。多数人会出现抬肩疼痛，或者向后背手疼痛，或者打羽毛球等肩上运动时会疼。不同动作导致肩袖撕裂的部位是不同的，比如，做家务抬肩这个动作，裂口会偏前；打羽毛球这个动作，裂口会偏后。

（2）肩关节力量减弱：冈上肌损伤会导致外展无力；肩胛下肌损伤会导致内旋无力；冈下肌、小圆肌损伤导致外旋无力。大多数肩袖撕裂的力弱不明显，抬肩没问题，只是某个动作因为疼痛而受限。巨大撕裂的患者多数也可以进行抬肩的动作，只有少数巨大撕裂的患者抬肩力弱明显。

（3）活动受限：主动活动受限。还有的患者在抬肩或者落肩的时候，会觉得里面别一下、卡一下，我们把这种现象称为交锁，这是裂口在里面别住的原因。当然，还会有不同程度的活动受限：有的患者后背手受限；有的患者上举受限。如果主动和被动都受限了，可能合并冻结肩。

4. 怎样区分肩袖损伤和冻结肩？

肩袖损伤和冻结肩最重要的区别是：肩袖损伤患者自己抬不起肩膀，或者抬起时疼痛（主动活动受限），但在外力辅助下是可以抬的（被动活动不受限）；而冻结肩是在自主和辅助情况下都抬不起来，主动活动、被动活动都受限。

5. 怎么自我判断是否得了肩袖损伤？

通过以下三个项目，大家可以大致判断自己是否患了肩袖损伤。

（1）Apley Test（摸背试验）：用手分别从同侧肩上方向后摸对侧肩上方，或用手从同侧肩下方向后摸对侧肩胛下缘。如果产生疼痛则试验阳性。

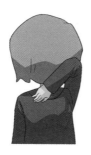
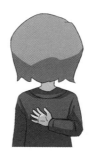

（2）Lift-off 试验：主要用于检查肩胛下肌。做这项试验时人取坐位或站立位，上肢内旋，手背部靠

紧下腰背部。如果不能将手背抬离下腰背部，则就是
试验阳性。

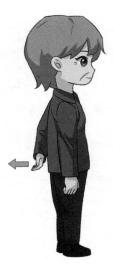

（3）疼痛弧试验：患肩外展未到60°时疼痛较轻，
被动外展至60°~120°范围时疼痛较重，当上举超过
120°时，疼痛又减轻，且可自动继续上举。因而将
60°~120°这个范围称为疼痛弧，疼痛弧试验阳性，提
示冈上肌肌腱炎。

释疑解惑

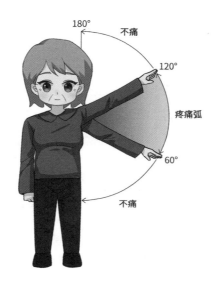

6. 得了肩袖损伤需要注意哪些问题?

　　肩袖损伤的患者,应该注意以下四个问题:①减少患侧负重活动,减少举过头顶的动作;②减少患侧挥棒类动作;③注意患侧肩部保暖;④及时来医院就医,防止粘连,对有症状的患者需结合相关影像学加以确诊。

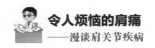

肩袖损伤的保守治疗与预防

处理完上面这位自称是"肩周炎"的患者，又来了一位大嗓门朋友……

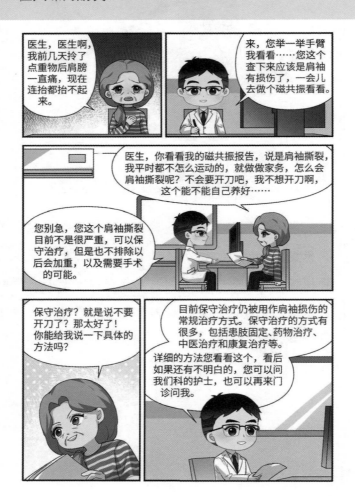

1. 肩袖撕裂可以保守治疗吗？

目前认为保守治疗的适应证主要集中在以下四个方面：①全层肩袖撕裂程度小于1厘米的患者；②无创性或无症状的全层撕裂患者；③部分肩袖损伤患者（更适用于肌腱撕裂厚度小于50%的患者）；④慢性撕裂或对功能要求不高的老年患者（大于65或70岁）。

有研究发现对于部分肩袖损伤肌腱撕裂厚度小于50%的患者，保守治疗的效果相比于肌腱撕裂厚度大于50%的患者效果更好；还有学者认为，保守治疗主要适用于慢性撕裂的老年患者。

2. 保守治疗时肩还能动吗？

肩袖损伤最基本的治疗是制动。尤其是急性期，首先要做的是让患肩休息，减小引起症状的动作，避免对损伤部位过度刺激诱发疼痛；症状严重时可以使用上肢悬吊带进行悬吊，进行两周以上的制动休息，直到疼痛明显缓解。这也是为什么我们要明确肩袖损伤还是冻结肩的意义。

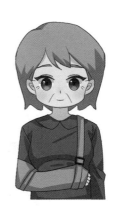

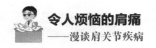

3. 制动，就是一动不动吗？

制动不是一动不动，患者可以做一些外旋、内旋，60°以内外展的力量练习；此外，静力练习（训练时肢体静止不动或者不发生明显的位置移动，肌肉的长度也不发生变化，但保持在紧张用力的状态）也是可取的。

4. 疼痛难忍，影响睡眠怎么办？

对于难忍的疼痛，当然应该止痛。常用的止痛方法有三大类。

（1）口服消炎止痛药：常首选口服非甾体类抗炎药，配合物理因子治疗效果更佳。口服非甾体类药物包括布洛芬、对乙酰氨基酚等，它们可以通过减少炎症反应和缓解疼痛来帮助控制肩袖损伤的症状。这些药物应根据医生的建议使用，并遵循正确的剂量和用法。

（2）肩峰下封闭注射：这种注射是将药物直接注入肩关节囊内，通过药物的作用减轻炎症和疼痛，促进康复。

（3）物理因子治疗：包括离子导入、光疗、冰敷、

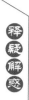

热敷、体外冲击波疗法、神经电刺激等，可减轻炎症反应，改善血液循环，缓解疼痛。物理治疗在肩袖损伤的康复过程中起着重要的作用。物理治疗师可以为患者制订个性化的康复计划，其中包括以下几个方面：①体育训练；②热敷和冷敷疗法；③肌肉牵张和按摩；④稳定性和平衡训练，帮助患者恢复肩部的稳定性和平衡，减少再次受伤的风险。

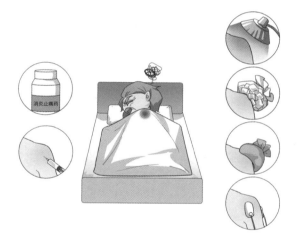

5. 保守治疗过程中患者需要注意什么？

在保守治疗的过程中，尤其需要关注以下两点：①保守治疗的效果；②症状是否会复发或加重。

如果患者对于保守治疗的反应较差，出现疼痛症状的复发或加重，应尽早进行手术干预。

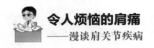

有研究表明全层肩袖撕裂患者保守治疗能够达到良好的效果，更需警惕的是无症状的全层肩袖损伤患者，因为有可能发展为有症状的或其肩袖撕裂进一步扩大，需告知患者定期随访，以便及时调整治疗策略。

6. 如何避免肩袖损伤?

为了尽可能避免肩袖损伤，大家至少应该做到以下"五要"：

一要注重肩部保暖。日常生活中要充分注意千万不要使肩部受寒。

二要避免手提重物。尤其是中老年人切忌手提过重物品。

三要避免肩部受伤。外伤可引起肩袖急性撕裂，日常行走时需小心，特别是下雨路滑时，防止跌倒。

四要学会保护肩部。要避免高举过顶及肩关节过度外展的动作，避免肩关节撞击。如粉刷工人、教师、体力工作者等职业经常需要过肩运动，容易损伤肩袖，更必须将其重视起来，实际工作中可以改变工作方式，比如尽量降低肩部抬高动作，避免超过肩部动作，还要保持良好的生活习惯。生活中人们也要避免反手以非常规姿势拿东西，常见的例子就是人在车前排，反手去拿后座物品，此时由于受力位置不正确，很容易引起肩胛下肌、肱二头肌长头腱损伤。

　　五要科学合理运动。运动前应先做好热身活动，并对要训练的重点部位进行针对性预热，做好肩关节各个方向的拉伸，使肩关节处于最佳状态。那些容易过度依赖肩部活动的项目，如游泳、打羽毛球等，导致肩袖损伤的可能性更高，更需要在运动前充分热身，防止突然间暴力损伤。另外，还要避免运动不节制，运动时间过长等。运动时可有意识地加强协同肌肉的训练，比如三角肌的力量，但是减少对肩袖的过度使用。肩部属于小肌群，在大量训练刺激后，要及时进行拉伸，有利于肌肉的恢复和成长，保持肩部柔韧性。总之，要量力而行，循序渐进，科学训练。

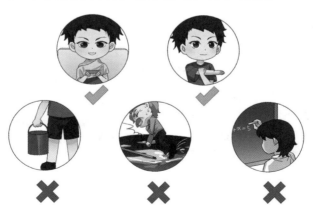

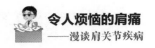
肩袖损伤的手术治疗

广场舞爱好者李阿姨，一年前跳舞后感觉肩关节刺痛不适，夜间尤甚。体格检查和磁共振检查显示右侧肩袖撕裂，需要手术治疗。今天，她来门诊向医生进一步咨询手术的相关事宜。

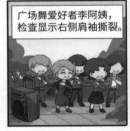

广场舞爱好者李阿姨，检查显示右侧肩袖撕裂。

医生，听说要手术，我有点害怕。这个手术是怎么回事？

手术包括传统开放手术和目前使用较多的肩关节镜手术。

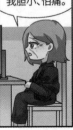

两种手术有啥不一样？哪种更适合我？我胆小、怕痛。

传统开放手术是直接在肩关节外侧切开一个3~5厘米的伤口，进行缝合修补。其缺点是损伤较大、恢复较慢，目前已基本被淘汰。

肩关节镜手术是通过一个"吸管"粗细的通道，在镜下直视观察肩关节内部的解剖结构及病变组织，并在镜下进行手术治疗。
其优点是手术视野清晰、瘢痕小、损伤小、恢复快、并发症少。
肩关节镜手术目前已成为许多肩关节疾病的主要治疗方法。在我看来，肩关节镜手术最适合您。

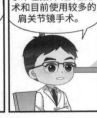

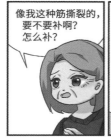

> 像我这种筋撕裂的，要不要补啊？怎么补？
>
> 我看了您的片子，不是很严重，可能进去就是把撕裂的地方用带钉子的线缝起来。如果进去看，缺的多，没法缝的话，可以把你的肩周围一个叫"肱二头肌长头腱"的部件给转移盖过去。如果这个也盖不住的话，那就先尽量缝一缝，以后年纪大点把肩部换成人工的。

李阿姨：手术后还会痛吗？能马上活动吗？

顾医生：术后1月内可能还会痛，不过会逐渐减轻的；术后要进行功能锻炼，慢慢恢复功能。

后记：经过3天的术前检查和准备，术中发现李阿姨肩袖撕裂不是很严重，予以铆钉修补，1个小时左右手术结束，术后影像学复查恢复良好，术后2天就出院了。

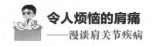
肩峰撞击综合征

令人"肩"熬的肩峰撞击综合征

平时自称和医院"无缘"的王阿姨，今天也急匆匆地来到了顾医生的门诊室。人还没进诊室，就大声嚷嚷着起来了……

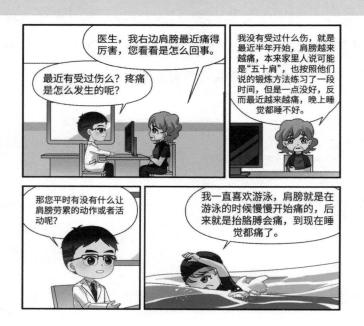

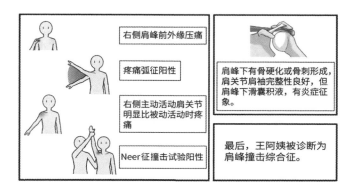

右侧肩峰前外缘压痛

疼痛弧征阳性

右侧主动活动肩关节明显比被动活动时疼痛

Neer征撞击试验阳性

肩峰下有骨硬化或骨刺形成，肩关节肩袖完整性良好，但肩峰下滑囊积液，有炎症征象。

最后，王阿姨被诊断为肩峰撞击综合征。

1. 什么是肩峰撞击综合征？

　　肩峰下撞击综合征是指肩关节前屈、外展时肱骨大结节与喙肩弓反复发生撞击，导致肱骨大结节骨赘形成、肩袖组织钙化，甚至肩袖撕裂，从而引起肩关节疼痛和功能障碍。

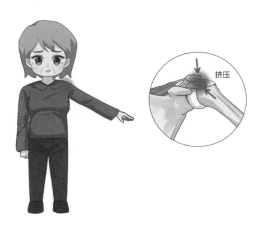

挤压

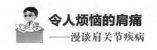

2.肩峰撞击综合征的病因有哪些?

肩峰下撞击综合征的出现与自身解剖结构和后天损伤都有着密切的关系。总体来说,肩关节出口部位的狭窄是肩峰撞击发生的最主要原因,出口部位的狭窄会导致肱骨大结节与肩峰反复发生碰撞,导致二者之间的组织发生损伤。此外,致使肱盂关节及肩锁关节功能紊乱的因素也可引起肩峰下撞击。长时间从事游泳、网球等过顶运动的人会使得肩袖慢性损伤、力量下降,导致维持肱盂关节稳定性的能力下降,使得肱骨头与喙肩弓之间的关节囊及肩袖等组织出现反复摩擦,以至发生肩袖的炎症水肿。这也解释了王阿姨为什么会得此病。

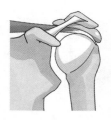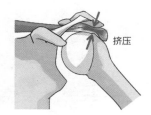

挤压

3.怎样判断患者是否患了肩峰撞击综合征?

本病的临床初步判断常包括以下几点:

(1)病史　本病可发生于急性损伤之后,如手部或肘部撑地使肩峰受到冲撞的外伤史可引起本病，或者像王阿姨一样，慢性运动或者长期肩关节劳损引起病变。

（2）主诉　患者常诉患侧手臂抬高 60°~120°（"痛弧"）时，在头上方用力移动时以及躺下时疼痛。

（3）症状　本病主要表现为肩部疼痛和无力。疼痛多位于肩峰下间隙及肩部前外侧，常在肩关节屈曲、外展时出现或加重，可放射至三角肌止点区。

（4）体检　①Hawkins 撞击试验，患者站立，肩外展 90°，检查患者内旋肩关节，运动时感疼痛为试验阳性；②Neer 征撞击试验，患者坐位，肘伸直，手指朝下，检查者一手固定患者肩胛骨，一手使患肢前屈 90°，使大结节与喙肩韧带及肩峰前缘撞击，出现疼痛为阳性。

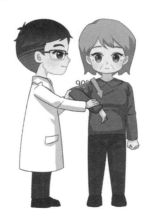

Hawkins 撞击试验

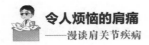
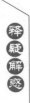
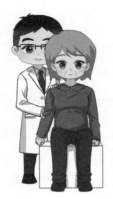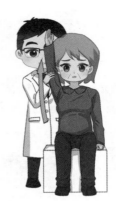

Neer 征撞击试验

4. 肩峰撞击综合征的影像学检查有哪些？

X 线是本病的主要检测手段，除了传统肩部正侧位 X 线片可见相应肩峰下有骨硬化或骨刺形成外，最有帮助的就是肩胛骨的侧位像以及肩关节正面的 30°向下投射影像。磁共振是本病最敏感的检测方法，可以鉴别肩峰下滑囊炎和肩袖损伤的范围及程度。

5. 肩峰撞击综合征的治疗方法有哪些？

根据不同的分期，本病有不同的治疗方法。对于早期以疼痛为主的肩峰下撞击综合征患者，可以使用非甾体类抗炎药进行对症处理，起到缓解疼痛的作用，但临床上易出现症状反复发作。故还应接受正规的物理治疗、行为纠正，在康复师的指导下进行系统的康复训练、本体功能训练。对于部分患者还可以给予聚乙二醇小檗碱肩关节内注射，以减轻口服药物的全身不良反应及局部激素使用的并发症，相关临床试验表明有一定的临床优势。

对于原发性肩峰撞击征，保守治疗无效或合并肩袖断裂需要缝合时，应考虑进行手术治疗，目前关节镜技术日益完备，关节镜肩峰下间隙减压术治疗已成为本病治疗的首选。

以"动"治"痛"的运动疗法

王阿姨自上次肩部不适后自行锻炼，效果不好，今来骨科门诊复诊，想寻找有效的治疗方法。

王阿姨：医生，我这个肩膀上次感觉不舒服，看了说是肩峰撞击综合征，叫我去康复科学习功能锻炼。我怕花钱，就按照别人说的和网上查的进行锻炼，怎么还是不好？感觉病情越来越重了。

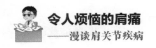

顾医生：对于诊断明确的肩峰撞击征，由于患者的所处分期及症状各不相同，一定要到正规的康复科，在专业的康复医师指导下进行功能锻炼，不然可能进一步加重病情！

患者家属：医生你说得对，我在家一直劝我母亲来医院接受正规康复锻炼，她不听，这次一定要听医生的话，好好康复锻炼。

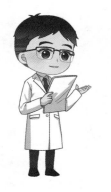

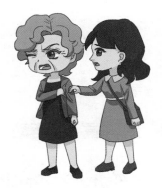

释疑解惑

对于肩峰撞击综合征，该怎样去进行科学的运动康复，来改善肩峰撞击征的症状呢？

首先我们要明白康复治疗目的：改善局部组织的血循环、减轻炎性反应、减轻关节及周围组织粘连，进而缓解疼痛，直至恢复肩关节正常功能。

非手术治疗中的运动疗法主要包括肩袖肌群和肩胛肌群，如上斜方肌、中斜方肌、下斜方肌和前锯肌的闭链训练，以增强参与运动链的肩袖肌群力量及神经肌肉的协调。

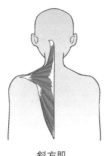

斜方肌

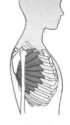

前锯肌

症状初期，如果肩关节疼痛较为明显，可以先予以休息、制动。具体为：让患肩休息，避免肩关节前屈、外展过度活动；可以使用弹性绷带、肌内效贴局部应用；症状严重者也可应用肩关节支具功能位制动2周左右，以减轻炎症、缓解疼痛。待急性炎症控制后，可在无痛范围内进行肩关节活动度的训练，避免引起肩关节粘连。

在亚急性期后，待肩关节疼痛缓解，可以进行保持肩关节活动度和增强肌力的训练。

随后，患者需要进行肩关节被动活动，也就是运动中患者不发力，在医生或者家人的帮助下活动肩关节，做肩关节运动并逐步增加肩关节的活动度。运动中以肩部肌肉等长收缩、肩袖肌群和肩胛肌群的渐进性抗阻训练为主。在动态稳定肩胛骨和盂肱关节的基

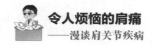

础上，恢复肩胛胸壁关节、盂肱关节、肩锁关节和胸锁关节的最大功能和整体协调性，恢复正常肩肱的节律性运动，减少肩峰下撞击的发生。加强肩关节外旋肌力训练以减轻肩峰下间隙的压力。肩袖肌群初始力量、机械性撞击角度以外范围的运动和肩胛骨周围肌力，对维持肩胛骨的稳定和肩胛骨正常运动有重要作用。采用模拟正常活动的离心式肌肉力量训练和超等长收缩训练，来恢复肩胛骨的正常运动功能。肩部本体感觉的训练可以纠正肩胛骨的运动障碍，增加肩袖肌群的神经运动控制能力，增强肩关节的稳定性，减少继发性肩峰下撞击的发生。

当患者自觉症状缓解时，可以适当增加主动锻炼，比如肩部平举20秒左右后慢慢放下，每天反复训练。

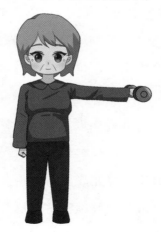

对于症状缓解明显者，康复后期可以停止被动运动，完全依靠自己进行训练。这时可以延长肩部平举的时间或者适当增加手部的重量，比如握一个哑铃，通过这些锻炼可以有效缓解肩峰撞击征。

"斩草除根"的微创手术治疗

55 岁的李阿姨是王阿姨的好朋友，也是游泳的好伙伴，最近她也出现了肩痛。经过王阿姨的介绍，李阿姨就医后选择了保守治疗。遗憾的是，在规范专业且长达 6 个月的保守治疗后，李阿姨的肩痛症状并没有得到缓解，无奈的她只能再次求助医生。

李阿姨：医生，我的肩膀疼痛已经半年多了，其间一直在你们医院的康复科接受治疗，但是一点效果都没有，肩膀还是那么痛。这可怎么办呀？

顾医生：先别急，让我看看您的病例……

喔，您患的是肩峰撞击综合征，好像一开始我就劝您

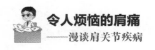
手术治疗的，当时您没有接受。现在既然疗效不明显，那就得手术治疗了。

李阿姨：（无奈地）那就手术吧……

在书的前面我们已经了解到，肩峰下方骨赘的形成会引起炎性变化，进一步导致肩峰下空间的减小，从而导致抬肩时肱骨大结节与肩峰撞击，引起肩袖等组织的炎性水肿甚至损伤，进而产生疼痛活动受限等症状。

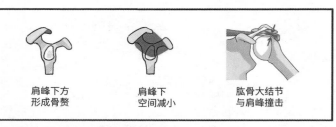

肩峰下方形成骨赘　　肩峰下空间减小　　肱骨大结节与肩峰撞击

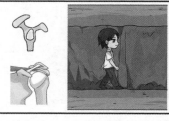

我们可以把肩峰下空间想象成一个山洞，把肩峰下的肩袖滑囊等软组织想象成通过山洞的行人。平时行人可以正常地通过这个山洞。

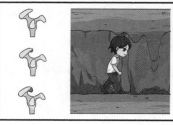

日积月累，山洞顶部产生了钟乳石（肩峰下骨赘）。随着钟乳石越长越大，山洞内空间越来越小，那么行人进出山洞就需要低着头了。如果钟乳石进一步增大，那么行人低着头也没办法通过了，就会发生碰撞（肩峰撞击征出现）。

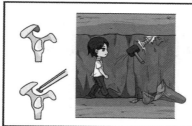

在这个时候，就需要使用工具将钟乳石敲掉，再把山洞顶磨平、磨光滑（肩峰减压、成形术），山洞的空间就变大了，行人又可以自由通行了。

以往的手术只能通过开大口子的方法来进行，但随着科技的发展，关节镜微创手术已经成为肩峰减压成形手术的标准方式。医生只需要在患者肩膀上打几个 0.5 厘米的小洞，就可以顺利完成手术了，大大缩短了患者住院时间，减少了对患者的创伤，加快了康复过程。所以对于经过规范康复治疗 6 个月后症状仍无明显缓解的患者，还是建议尽快进行手术治疗，可以早解痛、早轻松。

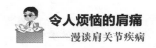

肱二头肌长头肌腱炎

易被忽略的肩前疼痛

> 刚处理完前一位患者，又来了一位温文尔雅的老阿姨。步入诊室后，她不紧不慢地诉说起病情来……

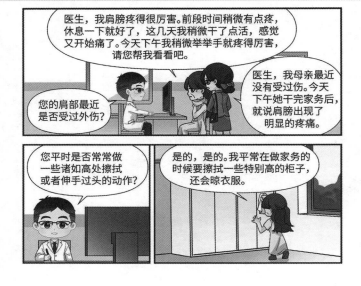

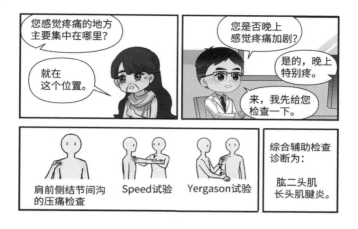

1. 什么是肱二头肌长头肌腱炎?

肱二头肌是上臂前部的肌肉。肌腱是连接肌肉和骨骼的坚韧的组织,俗称"筋"。肱二头肌在我们身体近端分为长头和短头两个头,如果长头腱发生了炎症或肿胀,就称为肌腱炎。

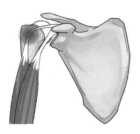

肱二头肌长头肌腱炎在临床上是一种常见病,是肱二头肌肌腱病的一种,随着病情发展可发生肱二头肌长头腱断裂。往往伴随着肩峰撞击综合征或肩袖损

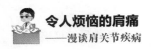

伤一起出现，单纯的肱二头肌肌腱炎通常出现于年轻或中年患者。多因外伤或长期慢性劳损发病，主要表现为肩部疼痛，以及活动受限。它的主要特点是肩前部疼痛，压痛点也在肩前侧。

2. 肱二头肌长头肌腱炎是怎样引发的?

常见的原因包括外伤或长期慢性劳损。对于无外伤、年纪较大的患者，增龄性肌腱退化是这个疾病的基础。一些反复活动上肢和肩关节的运动会更容易导致肱二头肌长头腱炎，特别是牵涉举手过顶的活动，如篮球、游泳、羽毛球、网球等体育运动，以及晾衣服等家务活动。在做这些活动时，或本身存在肩袖损伤、肩峰撞击等情况时，肱二头肌长头腱容易受到其他组织的反复摩擦，最终造成磨损与炎症。

3. 对可疑的肱二头肌长头肌腱炎如何自我判断?

起初阶段，肱二头肌长头肌腱炎的疼痛可能并不剧烈，可能不会马上就诊。但当你进行肩关节活动时，疼痛可能会明显增加，甚至可能向下延伸到肘部。这种疼痛通常出现在肩前部，尤其在夜间更为明显。如果你遇到了这些症状，最好咨询医生的意见，因为肱二头肌长头肌腱炎的症状与其他肩部问题相似，需要进行专业诊断。

4.针对肱二头肌长头肌炎的体格检查方法有哪些?

（1）结节间沟压痛　医生通过触摸患者的肱二头肌长头区域来检查有无疼痛或压痛。特别注意触摸结节间沟（bicipital groove）这一区域，它位于肩部前侧，是肱二头肌长头与肱骨之间的凹陷部分。医生会施加轻柔的压力在结节间沟区域，观察患者是否感到疼痛或不适。肱二头肌长头炎患者常常在结节间沟区域有明显的压痛反应，这是由于炎症引起的。

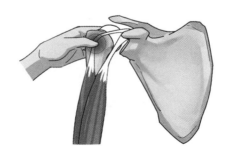

（2）Speed试验　前臂旋后，肘部伸直，患肩前屈90°，嘱患者抗阻力继续前屈肩部，若肱二头肌长头腱处产生疼痛即为阳性。

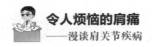

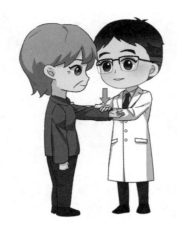

（3）Yergason 试验　患侧肘关节屈曲90°，前臂旋前位。嘱患者抗阻力肩关节外展、外旋及前臂旋后，若肱二头肌长头腱处产生疼痛即为阳性。

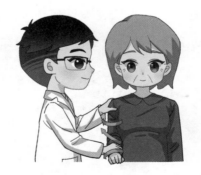

若上述三项体格检查阳性，则提示可能存在肱二头肌长头肌腱炎。

5.对可疑的肱二头肌长头肌炎须做哪些特殊检查？

通常，医生可能会建议进行肩部正位 X 线片检查，但这种检查通常无法显示明显异常。退行性变化患者可能会在 X 线片上看到结节间沟变窄、变浅或骨刺的形成，这有助于确诊。然而，更清晰的肩部结构图像可以通过磁共振（MRI）检查获得，这种检查可以显示肱二头肌长头肌腱炎时腱鞘内积液的情况，以及肌腱形态和性质。此外，超声检查也可以用于诊断肱二头肌长头肌腱炎，特别是对于肱二头肌长头腱断裂的患者具有较高准确性。

肱二头肌长头肌腱炎的治疗

之前那位阿姨不想做手术，便带着病历卡和检查报告来到了康复科门诊……

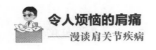

患者：医生，上次骨科医生说我这个病是肱二头肌长头肌腱炎，可以来康复科做康复理疗，您帮我看看吧？

康医生：请您把病例卡和检查报告给我看一下。

……

大致情况我知道了，但在治疗之前，我这边还需要做一些评估。

康医生在对患者进行了康复评定（包括颈椎、肩部、肘部的活动范围，肩肘腕的肌力评估等）后，开具治疗处方。

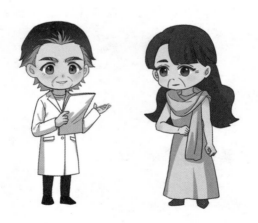

1. 如何治疗肱二头肌长头肌腱炎?

患者一旦被确诊肱二头肌长头肌炎,休息是治疗的第一步,要避免重复引发疼痛的活动。目前临床常用的治疗方法大致可分为保守治疗和手术治疗两类。

(1)保守治疗 ①口服非甾体类抗炎药,如布洛芬、双氯芬酸钠等,以减轻疼痛和炎症;②外用非甾体类抗炎药凝胶制剂洛索洛芬钠凝胶、氟比洛芬凝胶等,以减轻局部疼痛和炎症;③在超声引导下肱二头肌长头腱腱鞘内注射糖皮质激素,以此来减轻疼痛;④康复理疗,以帮助恢复肩部功能和减轻疼痛。

(2)手术治疗 对于上述保守治疗无效的患者,可能需要手术治疗,例如关节镜下的长头腱固定或切断术。

2. 康复医学科是个怎样的科室? 骨科疾病患者还要去康复医学科吗?

康复医学科往往因其名字和特殊患者群体而不为人所熟知。康复医学科的任务是通过各种措施减轻患者的痛苦,提高生活质量,使患者能够尽早恢复正常生活。尽管有些病理变化无法去除,但经过康复治疗,

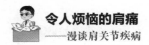

患者仍能达到其最佳的生存状态。康复医学科的专业人员包括康复医师、物理治疗师、作业治疗师、言语治疗师等，他们会制订个性化的治疗计划，采取如物理治疗、作业治疗等各种方法，以帮助患者康复。因此，康复医学科并不仅仅治疗残疾人，它服务于各种健康问题的患者，旨在让每个人都能够恢复或提高他们的身体功能和生活质量。其中主要人群便是骨科的患者。

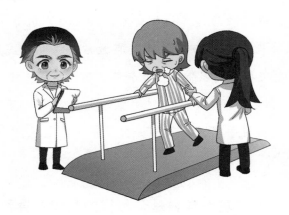

3. 肱二头肌长头腱康复治疗有哪些措施？

由于肱二头肌长头腱炎常合并肩袖损伤、肩峰撞击综合征、肩胛骨运动障碍、盂唇损伤等其他疾病。因此，需要全面地康复评估，治疗也不只针对肱二头肌腱，还必须针对周围受影响的结构。比如肩袖无力、肩带（shoulder gridle）或肩关节周围肌肉的不平衡，就需要强化肩袖、强化前锯肌等，松解或打开紧张的结构比如肩关节后方关节囊。根据需要甚至还需要锻炼核心以及胸椎活动度。这都需要全面的康复评估作为基础，以制定个性化的治疗方案。除了运动疗法之外，还可以进行超声波疗法、中频电疗法、激光疗法等物理治疗。

4. 我能否不去医院康复，自己在家锻炼？

如前所述，由于康复评定较为复杂，是一个系统性的评估，并没有单一的动作可以缓解肱二头肌长头腱炎引起的疼痛，建议患者如有需求，请前往康复医学科寻求专业人士的帮助。

5. 肱二头肌长头肌炎什么时候考虑手术治疗？

对于上述经过规范保守治疗 3 个月无效的患者，可以考虑手术治疗。手术一般有两种方式，关节镜下肱二头肌长头腱固定和切断术。这两种术式的区别在于切断的肱二头肌长头腱是否重新固定在肱骨上。研究表明，这两种术式都能有效减轻疼痛，但各有优劣。

切断术有着更可靠的止痛效果；固定术有时仍会引起疼痛，但固定术能降低"大力水手征"的风险。

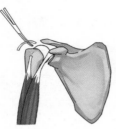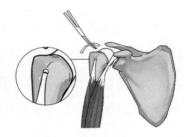

肱二头肌长头腱切断术　　　　　肱二头肌长头腱固定术

6. 日常生活中如何预防肱二头肌长头肌炎？

为了预防这种情况的发生，应该尽量避免一些容易引发损伤的动作，特别是涉及举手过顶的活动。如果你需要做这类活动，确保采取适当的休息和肩部保护措施，如使用正确的姿势和工具。此外，保持肩关节周围肌肉的强度也有助于减少患上肱二头肌长头肌腱炎的风险。

了解"大力水手征"

今天，专家门诊的诊室门口早早来了一位老先生，他正在为自己"粗壮"的胳膊发愁，看到顾医生便焦急地迎了上去……

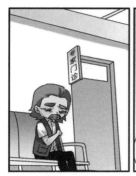

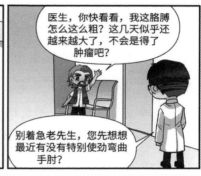

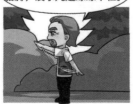

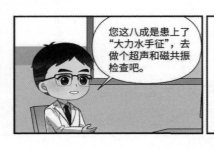

1. 什么是"大力水手征"？

在医学上，"大力水手征"指的是肱二头肌长头腱断裂后，肱二头肌回缩成团，在上臂中下段形成一明显肿块的现象。由于其外观酷似漫画人物大力水手波派的经典动作，因此被形象地称为"大力水手征"。

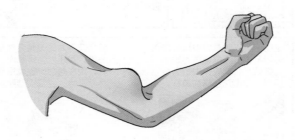

2. 为什么会出现"大力水手征"？

肱二头肌是位于前臂的肌肉，连接着肩胛骨和桡骨，收缩后可完成屈肘动作。当用力屈肘时，可明显感受到肱二头肌的收缩。其收缩时会明显鼓起。在肩胛骨侧，肱二头肌分成两个头，这也是它被称作二头肌的原因。肌肉本身是有一定张力的，就像被拉长的橡皮筋一样，如果一侧肌腱发生断裂，就会自发回缩，如果在断裂后继续用力收缩，形成的肌肉团块会显得更大。因此，如果二头肌腱发生断裂的患者屈肘时，"大力水手征"会更明显。

这种情况一般发生在从事高强度体力劳动的中老年人。由于年龄的增长，肌腱发生了退变，质量变差了，这时候如果受到外伤或者突然用力，超过了肌腱所能承受的力量，就会发生断裂。有肱二头肌长头腱炎的患者，如果依旧存在反复磨损长头腱的情况，可能最终也会造成肱二头肌长头腱的断裂。

3. 变成"大力水手"一定要手术吗？

答案是否定的。医生会根据你自身的情况，给出适合你的建议。一般来说，不引起症状、对生活影响不大的患者，可以选择保守治疗，甚至不作处理。因为肱二头肌主要起到前臂屈曲以及旋后的功能，虽然长头腱发生断裂，但是还有短头依旧可以发挥作用，此手臂屈曲以及旋后的力量减弱得并不多。另外，肱二头肌长头腱对于肩关节的稳定也有一定的贡献。对

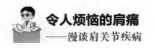

于运动需求比较高的年轻患者，可能需要进行手术。其实就算运动需求不高，年轻患者也往往会对"大力水手征"产生的两臂不对称感到困扰。此外，如果长期疼痛不能缓解，这种情况也需要进行手术干预。

4. 治疗"大力水手征"有哪些手术方式？

对于肱二头肌长头肌腱病的主流手术方式一般有两种，肱二头肌腱长头腱的切断或固定。对于大力水手征的患者来说，如果要选择手术治疗，多数是可以考虑关节镜下肱二头肌长头腱固定术。因为肌肉回缩是由于肌腱断裂造成的，医生通过给断裂的肌腱再建立一个新的止点来解决这个问题。但此术式术后可能会造成固定处的疼痛。

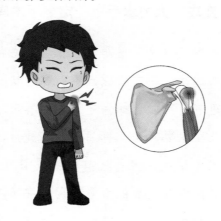

5. 如何避免成为"大力水手"？

避免突然进行过于剧烈的肌肉活动，尤其是肱二头肌。在进行高强度的体育运动或举重之前，务必进行充分的热身运动，再逐渐增加运动强度和重量，以免过度用力。已经发生断裂的患者可通过肱二头肌长头腱固定术纠正外观畸形。如果已经患有肱二头肌长头肌腱炎，则要遵循医生或物理治疗师的建议进行康复和理疗，恢复肌肉力量和关节稳定性，减少再次受伤的风险。

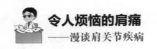

肩关节脱位

肩关节脱位完美复位≠万事大吉

今年 22 岁的小王，是一名篮球爱好者，在一次上篮对抗后受伤倒地，随即出现右肩膀疼痛、不能活动的情况，立即来到医院就诊。

医生对小王做了肩部的体格检查和 X 线摄片检查，诊断为右肩关节脱位，随后在诊室对小王行右肩关节进行手法复位，并让小王做进一步磁共振的检查。小王对此感到很疑惑：为何复位之后还要检查？是不是肩关节脱位在复位后会留下后遗症？对以后的运动、生活会不会产生影响？

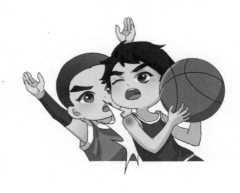

1. 什么是肩关节脱位?

肩关节脱位,也就是我们平时所说的肩膀脱臼,是骨科的一种常见疾病。发病的年龄跨度很大,无论是牙牙学语的孩童,还是步履蹒跚的老人,都会因为外伤而导致肩关节脱位。其主要特点是疼痛、肿胀及肩关节明显的活动障碍。

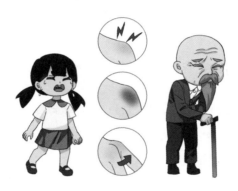

2. 遇到肩关节脱位怎么办?

首先是采取一个合理的姿势,用没有受伤的手扶住脱位侧的手臂,头向脱位侧倾斜,这有助于减少活动及肌肉牵拉,减轻疼痛;其次便是尽快就医,肩关节脱位需要马上复位,时间久会增加复位难度,还可能会引起神经的卡压导致神经症状,如手麻、手指活动困难等。

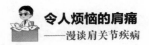
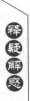

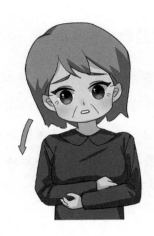

3. 肩关节脱位如何治疗?

来到医院后,医生会对患者做肩部的体格检查,检查时会发现患肩方肩畸形,患肩失去正常饱满圆钝的"方肩"形态。急诊X线片和CT是必不可少的检查,医生可以明确肩关节脱位的方向,明确是否合并骨折以及肩胛盂的损伤。治疗的方式是以手法复位为主。手法复位方式有很多,无论哪种复位方法,有效充分的麻醉都是复位成功的保证。好的麻醉不仅可以让肌肉松弛从而降低骨科医生的复位难度,也可以减轻患者的疼痛,提高治疗的质量。

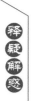

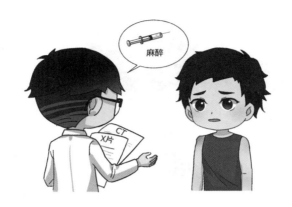

4.肩关节复位之后该怎么办?

首先要强调的是，肩关节复位成功不是治疗的结束，而是治疗的开始。肩关节脱位往往会伴随关节囊、韧带甚至于肩胛盂的损伤，这些损伤的评估依赖于术后的 CT 及磁共振检查。一般来说，大多数肩关节脱位复位后的患者都予以利用三角巾或者支具的方式进行固定。0 岁以下的患儿一般固定 3~4 周左右；随着年龄的增大，固定的时间相对会减少一些，以便其可以尽快地进行功能锻炼，因为 40 岁以上的成年人因为其肩关节活动减少导致复发性肩关节脱位发生率相对较低，反而肩关节僵硬的发生率升高。

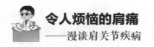
释疑解惑

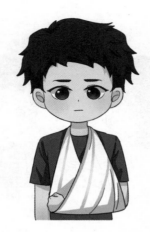

　　功能锻炼是最后也是极重要的一环，不能操之过急，更不能忍痛进行过度锻炼，这样会让修复中的软组织受到第二次的损伤，反而导致肩关节的活动障碍，要循序渐进地以每天增加5°~10°活动范围进行主动运动。当然，在条件允许的情况下，寻求康复医师的帮助是最好的选择。

　　如果磁共振检查中发现维持肩关节稳定的结构发生了损伤，比如肩胛盂的骨折、关节盂唇的损伤、韧带损伤，单纯的悬吊固定就难以维持肩关节的稳定，几乎都需要进行手术治疗。肩关节镜手术是常规的治疗手段，在治疗肩关节脱位方面有创伤小、精确度高、术后恢复快等优点，帮助患者更好地康复。

5. 肩关节脱位过后还能运动吗？

肩关节脱位的初次治疗极为重要，一旦初次治疗不当就会引起习惯性的肩关节脱位，这样的患者在运动时发生肩关节再次脱位的频率会大大增高，尤常见于有投掷动作的运动，如网球的发球、排球的扣杀、篮球的投篮等。年龄越小的患者，运动量越大，肩关节脱位后就越容易复发，因此年轻患者更应及时治疗。

以下给各位一个小贴士，或可避免肩关节再"跑出去"：

（1）学会在运动前充分热身。运动前先进行15分钟全身活动，让全身的肌肉、韧带都能充分地活动开，使肩关节更灵活。

（2）避免不合理的运动方式。运动时尽量避免肩关节大幅度地外展、外旋活动，前文提到的运动动作发力过猛时，就容易引起肩关节的损伤。

（3）控制自己的运动欲望。很多青少年患者脱位后，没有严格制动，过早回到运动场上，导致肩关节再次脱位。受伤后必须控制住自己想动的心，过早的活动往往得不偿失。

（4）掌握科学的康复手段。制定科学的锻炼计划，

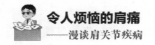

张弛有度，提高全身各部位肌肉的力量能够有效避免肩关节再脱位的发生。

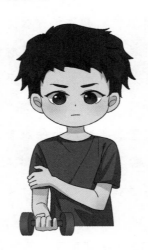

脱位"冠军"：复发性肩关节脱位

今年 23 岁的小李，是一名消防员，日常工作的运动量很大。有一天，他在日常训练中不慎摔倒在地，右臂疼痛无法上举，被同事送往医院就诊。

医生对小李做了常规的体格检查，通过影像学检查发现小李不仅有肩关节的脱位，还伴有肩胛盂的损伤。医生询问小李这是第几次肩关节脱位，小李表示在上学的时候有过一次，后来工作时因为日常训练又脱位一次，今天是第三次了。医生随即告诉小李，这是复发性的肩关节脱位，与普通的肩关节脱位不同，需要手术的干预，不然以后复发的可能性极大，并且随着脱位次数的增多，手术治疗的效果会越来越差，随即将小李收治入院。

1. 什么是复发性肩关节脱位？

复发性肩关节脱位是指肩关节因外伤或生活动作产生初次脱位以后，受到较小的外力即可多次再脱位，并且有时是无痛的。有前、后脱位两种，后脱位比较罕见。一般来说，只要出现第二次的肩关节脱位，就可以定义为复发性肩关节脱位。

2. 复发性肩关节脱位的原因有哪些？

复发性肩关节脱位的病因主要分为两方面，它们既独立作用又互相影响：一方面是由于外力，包括外伤、生活动作、癫痫产生的抽搐等；另一方面是在脱位之前就已经存在的关节本身的损伤及关节周围的薄弱结构，大多由第一次暴力脱位时产生。在第一次肩关节脱位复位后，肩关节本身受到的损伤往往会被我们忽略，导致肩关节脱位的再次发生。

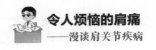

3. 复发性肩关节脱位后肩关节的变化

复发性肩关节脱位后的肩关节与正常的肩关节相比，产生的变化有以下四点：①肩关节前囊松弛、撕脱或者形成囊袋，有时盂唇软骨自关节盂前缘撕脱；②肩关节盂前缘压缩磨损，严重时出现肩关节盂的骨缺损；③肱骨头外侧创伤性缺损；④肩胛下肌肌纤维松弛或者创伤。这些病变以肩关节盂唇的损伤最为多见，早期这些病变往往单一存在，但是脱位次数一多，就会两三种情况同时发生，这也如前文所说的那样，早期的复发性脱位的肩关节通常是单一的肩关节囊损伤，随着脱位次数的增多，合并损伤的可能性越大。肩关节失去了正常肩胛盂的保护，就会导致肩关节反复地脱位，严重影响日常生活。

肩关节前囊撕脱

关节盂前缘软骨撕脱

肩关节盂的骨缺损

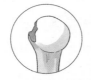
肱骨头外侧创伤性缺损

肩胛下肌肌纤维松弛或者创伤

4.复发性肩关节脱位需要做什么检查?

复发性肩关节脱位与首次脱位相比，磁共振的检查显得尤为重要，肩关节脱位后损伤的肩关节盂唇以及韧带结构都需要磁共振检查才能确诊。肩关节X线片及肩关节CT能够确定肩关节盂及肱骨头的缺损，盂唇损伤的大小及关节盂骨缺损的程度都影响着手术方式的选择。

5.复发性肩关节脱位的高危人群有哪些?

与大多疾病不同，年轻力壮的小伙反而是复发性肩关节脱位的高危人群。本病患者的初发年龄都在25岁以下，年龄越小，复发性肩关节脱位的严重程度就越高，手术的指征也就越强。同时，大运动量的从业人员，比如运动员、军人、消防员等，由于长期的训练工作要求，肩关节活动量大，若第一次肩关节脱位后没有注意保护，很容易导致复发性脱位。

6.复发性肩关节脱位患者该怎么办?

对复发性肩关节脱位要有足够的重视，尤其是年轻的患者，在第一次肩关节脱位后，复位后保持肩关

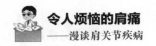
节在内旋位，用绷带固定在胸旁3~4周，使损伤的组织充分愈合，预防或最大程度地减少复发。一旦出现肩关节的第二次脱位，就应及时就医，完善肩关节的磁共振检查，必要时行手术治疗。有的朋友可能在几年内反复脱位十几次，更有甚者都能达到不需要医生的帮助，动动胳膊就能让自己肩关节复位的程度，这样过晚就医会导致肩胛盂骨质的缺损量越来越大。虽然医生也能通过植骨的方式重新恢复患者肩关节的稳定，但这相对于单纯肩胛盂唇的修补，手术难度和术后再脱位的风险都会有所增加。

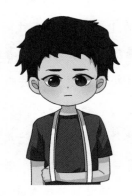

微创手术帮你"hold住"肩关节

消防员小李第三次脱位被医生复位后，经过考虑决定听从医生的建议，入院接受手术治疗。那么，复发性肩关节脱位的手术到底该如何做？术前要做哪些准备？术后又需要怎么治疗呢？

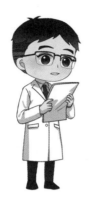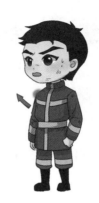

1. 什么是肩关节镜手术？

　　肩关节镜手术是一种微创手术，是目前治疗肩关节复发性脱位的主流治疗手段，拥有创伤小、精准度高、术后恢复快、感染概率小等优点。医生利用专用光学器件插入到肩关节间隙，再利用光学纤维将图像传送到专门的高分辨率屏幕，取得比传统开放手术更清晰、更全面的手术视野，从而对肩关节内部的结构进行观察和诊断，同时进行操作与治疗。

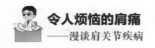

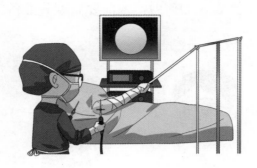

2. 肩关节镜手术前需要做什么准备？

虽说肩关节镜手术是一种微创手术，但并不代表没有创伤，所以同样需要常规的术前准备，包括：控制好原发病；术前停用抗凝药物，如泰嘉；保持手术部位的皮肤清洁等。尤其需要注意的是，高血压病患者术前的血压控制相当重要，术中血压升高会引起术中出血增多，严重影响术中视野，给手术增加不必要的难度

3. 肩关节镜手术怎么做？

肩关节镜手术的方式主要取决于是否需要对肩胛盂骨缺损做植骨治疗，这也是专家反复强调复发性肩关节脱位需要引起大家重视的原因。随着肩关节脱位次数的增加，肩胛盂骨缺损量的增大，就需要关节镜

下做植骨治疗。同时，患者的年纪、运动量的需求，以及肱骨头损伤与否也是决定手术方式的重要因素。

　　一般来说，常规的不伴肩胛盂骨缺损的复发性肩关节脱位，临床上常采用肩关节镜下 Bankart 修复术，其原理上是通过植入锚钉的方式修复紧缩松弛的关节囊，重建盂唇-关节囊-韧带复合体，恢复肩关节前方的稳定性。关节镜下 Bankart 修复术优点诸多，如操作相对简单、对周围组织损伤较轻、术后患者满意度较高、具有良好的中期疗效等；缺点是对于盂肱关节骨缺损量较大、运动需求较高的患者，存在术后再脱位的可能。

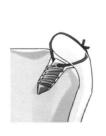
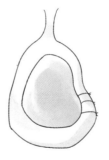

　　对于盂肱关节骨缺损量较大、运动需求较高、常见于肩关节反复脱位 5 次以上的年轻患者，单纯的关节镜下 Bankart 修复术已经不能满足其需求。医生会采用肩胛盂植骨的方式手术加固患者的盂肱关节结构，取患者的髂骨做自体植骨或者行肩关节镜下喙突转位

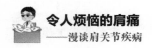

手术（Lartajet 手术）。这两种手术都能有效的治疗肩胛盂的骨缺损，从而恢复肩关节的稳定性，但是这两种手术难度较高，手术时间增加，对周围组织损伤也较大。所以对于复发性肩关节脱位，尤其是年轻患者，一定要早期治疗，及时地手术干预，才能取得更好的疗效。

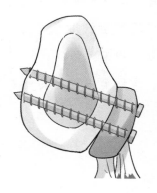

4. 肩关节镜术后该怎么管理？

肩关节镜作为微创手术，患者术后副反应少，康复速度快，2~3 天即可出院，术后需要肩关节支具保护4~6 周。为了使修复过的关节囊、韧带、肩胛盂等组织尽快恢复，同时需要复查肩关节 CT 以及磁共振，供医生评估术后的恢复情况。术后短期内禁止大幅度的肩膀运动，尤其是外展运动，小心肩关节脱位再次发生。外科手术是治疗复发性肩关节脱位的第一步，专业的康复训练不仅能让患者尽快恢复到脱位前的运动水平，也能有效降低术后再脱位的发生率。所以，患者术后一定要定期复查，不仅要评估肩关节损伤的愈合情况，也需定期接受指导并进行合理的康复锻炼。

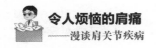

肩锁关节脱位

武磊的肩

今天，顾医生的诊室内走进了一位愁眉苦脸的小伙子……

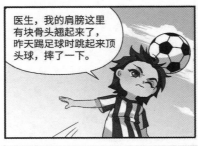

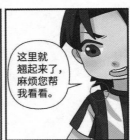

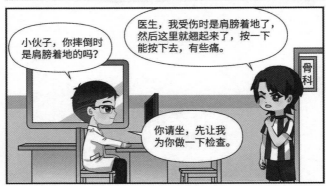

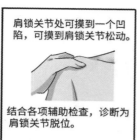

肩锁关节处可摸到一个凹陷，可摸到肩锁关节松动。

结合各项辅助检查，诊断为肩锁关节脱位。

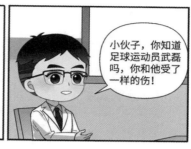

小伙子，你知道足球运动员武磊吗，你和他受了一样的伤！

1. 什么是肩锁关节脱位？

释疑解惑

　　肩锁关节主要由锁骨远端及肩峰内侧缘所构成，两关节面之间有一关节盘，周围包裹关节囊，肩锁韧带和喙锁韧带可提供肩锁关节稳定性。肩锁关节囊上缘和下缘增厚部分构成肩锁韧带，主要抵抗锁骨后移，喙锁韧带位于锁骨外侧三分之一下缘至喙突基底部，分为斜方韧带和椎状韧带。斜方韧带是喙锁韧带前外侧束，形状为四边形，主要抵抗锁骨后移和部分上、下、前移；椎状韧带位于斜方韧带后内侧，主要抵抗前、上移。研究表明，肩锁关节最主要的稳定结构为喙锁韧带。此外，三角肌斜方肌筋膜亦提供部分肩锁关节稳定性。正常肩锁间距为1~3毫米，喙锁间距为11~13毫米。肩锁关节脱位发生率约占肩部损伤的9%~10%，是临床常见的肩部运动损伤，多为直接暴力引起。由于肩锁关节位置表浅，脱位时易被看出局部高

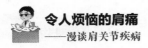

起，双侧对比常较明显。可有局部疼痛、肿胀及压痛；受伤后伤肢外展或上举均较困难，前屈和后伸运动也常受累。检查时，肩锁关节处可摸到一个凹陷，可摸到肩锁关节松动。

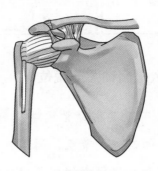

肩锁关节

2. 肩锁关节脱位的病因有哪些?

肩锁关节脱位多因直接暴力引起，比如肩关节处于外展内旋位时，暴力直接冲击肩的上方或跌倒时，肩关节着地时，都有可能引起肩锁关节脱位。间接暴力亦可成为病因，如过度牵引肩关节向下而引起脱位时，上肢贴于胸壁跌倒时，肩端前面或后面撞击地面时，其力作用于肩峰端，使肩胛骨向前、向下或向后错动，引起肩锁关节脱位，同时造成关节周围韧带及肌肉损伤。

总的来说，一些容易导致肩部直接遭受暴力的运动，比如篮球、足球、橄榄球等，都易导致肩锁关节脱位。

3. 肩锁关节脱位的严重程度分几级？

肩锁关节脱位分型于 20 世纪 60 年代由 Tossy 等首先提出，其根据体检结果和影像学检查显示的韧带损伤范围，将肩锁关节脱位分为 3 型，此即 Tossy 分型。

Ⅰ型：肩锁韧带部分或完全撕裂，但喙锁韧带无损伤，X 线检查显示锁骨发生轻度移位；

Ⅱ型：肩锁韧带完全撕裂，同时伴有喙锁韧带损伤，X 线检查显示 50% 的锁骨远端上翘，使得锁骨远端较肩峰高；

Ⅲ型：肩锁韧带及喙锁韧带均发生断裂，锁骨与喙突之间的间距增大非常明显，X 线检查显示锁骨远端完全移位。

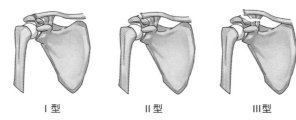

Ⅰ型　　　　　　　Ⅱ型　　　　　　　Ⅲ型

Rockwood 等于 1989 年将肩锁关节脱位分成 6 型，

目前此分型受到广泛应用，此即 Rockwood 分型。

Ⅰ型：肩锁韧带损伤，喙锁韧带完整；

Ⅱ型：肩锁韧带断裂，喙锁韧带损伤，肩锁关节半脱位；

Ⅲ型：肩锁、喙锁韧带全断裂，肩锁关节全脱位；

Ⅳ型：肩锁关节全脱位，同上，脱位的锁骨远端，穿透固定于斜方肌肌肉内；

Ⅴ型：肩锁关节全脱位，肩锁、喙锁韧带全断裂，肩峰与锁骨严重分离；

Ⅵ型：肩锁关节全脱位，肩锁、喙锁韧带全断裂，锁骨远端移位至喙突下、联合腱之后。

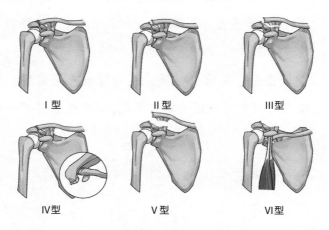

4. 如何自我判断肩锁关节脱位?

起初肩关节上方翘起，双侧对比常较明显，往往并不觉得有立即就诊的必要，但是在肩关节活动增加时可能会引起较为明显的疼痛感。

5. 肩锁关节脱位需要做什么特殊检查？

疑似肩锁关节脱位者一般需做以下检查：

（1）肩部正位位 X 线片 X 线平片上肩锁关节间隙宽度 1~3 毫米，且会随着年龄增长而变窄。当肩锁关节间隙男性 > 7 毫米、女性 > 6 毫米时，即可诊断为肩领关节脱位。但其正常范围很大，0.5~7 毫米都可算正常，甚至很多正常人中亦可见到锁骨骑跨。正常时喙锁间隙宽度在 11~13 毫米，应力片正常可有 1~3 毫米的增宽，但两侧对称。受力后增宽 4 毫米者提示肩锁关节不完全脱位，即 I 级损伤。若间原增加 > 5 毫米以上者，提示肩锁关节全脱位，即 III 级损伤，可明显显示锁骨上端向上移位。肩锁关节半脱位，其向上移位轻，及肿胀不明显，诊断较困难，有时需同时向下牵两上肢，摄两侧肩锁关节 X 线片，或使患者站位两手提重物拍摄两肩锁关节正位 X 线片，对比检查，方可明确诊断。

（2）磁共振 当低度损伤和正常变异不确定时，磁共振在鉴别方面很有价值，当临床查体和平片表现不是很明确，磁共振成像是十分有价值的帮助。

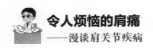

6.肩锁关节脱位需要怎么处理？

（1）肩锁关节半脱位：手法复位，胶布固定或石膏固定。4周后拆除固定，开始功能锻炼。

（2）肩锁关节全脱位：虽然手法容易复位肩锁关节脱位，但复位后稳定性依然很差。一般手法复位及外固定治疗不能获得满意的疗效，必须用适当的内固定（张力带、钢丝、克氏针、锁骨钩钢板、双Endobutton "8" 字扣锁固定等）来进行复位。

肩锁关节脱位都需要手术吗？

快递小哥小唐骑电动车摔伤右肩，自己爬起来后感觉没啥，为了赶紧完成任务就继续工作了。第二天他感觉肩膀疼痛加重，立刻来医院就诊。顾医生在检查后告知小唐：右侧肩锁关节有点脱位，建议小唐肩部制动，避免负重。但小唐觉得疼痛能忍受，不听医嘱，继续每天送快递。1周后，他感觉右肩部可以摸到一个小凸起，不放心，又到医院检查。这次拍片结束后，医生告诉小唐，他的肩锁关节脱位加重了，建议手术治疗。

小唐： 为啥第一次没说要开刀，今天您却说要开刀了？

顾医生： 当时只需要保守治疗，现在不行了，必须手术治疗！

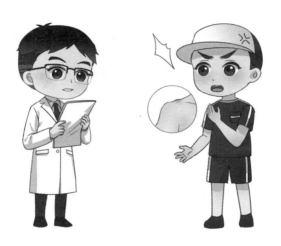

肩锁关节脱位在临床上比较常见，多发生于青壮年，约占肩部创伤脱位的12%，占全身各处关节脱位的8%。一般均具有明确的外伤史，好发于接触性运动以及高山滑雪运动等。最常见的是跌倒后直接暴力作用于肩部所致，其次为手臂撑地造成的间接损伤。是否要采取手术方式治疗肩锁关节脱位，很大程度上取决于脱位的分型。

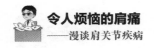

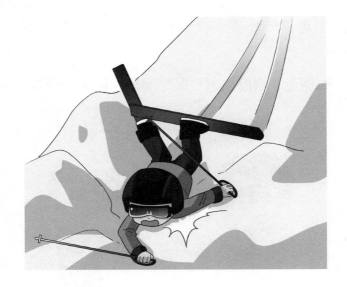

Ⅰ型：均可保守治疗。

用上肢吊带或支具制动肩关节，使患者获得休息。24小时内可用冷敷来缓解疼痛和肿胀。疼痛缓解后，即可恢复活动，不需要再支具继续制动。有条件的话，可以做肌肉的康复训练。从事剧烈对抗运动的运动员，要等活动度完全恢复、没有压痛和活动疼痛时，才能重返运动。经过非手术治疗可以使绝大部分Ⅰ型损伤的症状完全消失并恢复功能。Ⅰ型损伤的并发症较少，但也有出现肩锁关节退行性改变的报道。为了更好地恢复，我们建议在肩锁关节压痛和完全无痛时再尝试无限制活动。

Ⅱ型：常规建议保守治疗。

总体的治疗方法与Ⅰ型相似，但康复时间要比Ⅰ型长些，可能需要6周或更多的时间。既往医生尝试过很多种治疗Ⅱ型损伤的方法，但疗效均不尽如人意。因此，大部分医生不再强求手术治疗，而是用吊带或支具制动固定。一般建议在至少3个月内避免无限制的上肢剧烈运动。

Ⅲ型：目前为止仍存在很大的争议。

患者常有中重度的主动与被动活动疼痛，可表现为肩锁关节、锁骨远端、喙锁区域的广泛性疼痛。因为肩锁关节脱位比较容易复位，所以不少医生建议用闭合复位加外固定来维持，但维持复位的难度较高。因此，许多学者提出症状性治疗，只用吊带来保护上肢，疼痛缓解后即进行活动度与力量训练。总体来讲，非手术治疗的优良率高达90%左右。

虽然如此，对于重体力劳动者、年龄小于25岁的年轻人、运动员、经常需要做过顶动作的劳动者，仍有很多医生尝试采用钢丝或钢针穿过肩锁关节固定、切除锁骨远端、缝合或移植韧带来重建喙锁韧带等手

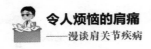
术治疗方法。

　　总体来讲，手术治疗和非手术治疗的疗效几乎相等，但手术治疗的并发症多、康复时间长、重返工作与体育活动的周期长等缺点。

Ⅳ型：几乎均需要手术治疗。

　　对于移位明显和软组织严重损伤的Ⅳ型脱位，保守治疗的疗效比较有限，通常采用切开复位内固定的手术方法。通常只有对于活动量要求极低的患者才会考虑非手术治疗。

Ⅴ型：均需手术治疗。

　　疼痛程度比Ⅲ型和Ⅵ型都更剧烈。手术常采用合成材料来固定喙锁关节。但手术疗效不确切，约有30%的手术患者术后疗效差或一般。

Ⅵ型：均需手术治疗。

　　该类型的病例极少见，通常是由高能量损伤所引起。手术方式尚无统一的定论。

关节镜下治疗肩锁关节脱位

小唐在听过顾医生的分析后，理解了手术的必要性，准备入院手术，但还是心有顾虑。

小唐：我有个同事前几年也是肩锁关节脱位，做了手术治疗，放了块钢板在里面，手术后肩膀酸痛了好几个月，而且受伤的肩关节活动度很差，影响生活和工作，还要二次手术取出钢板，让我有心理阴影了。

顾医生：你放心，现在我们有了新技术，像你这样的肩锁关节脱位，可以选择在关节镜下手术，该手术属于微创，损伤小，肩关节功能恢复好。最关键的是，一次手术终身受益，不用二次取出。

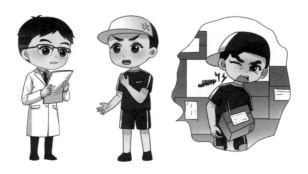

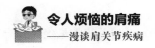

根据 Rockwood 分型，对于Ⅰ、Ⅱ型损伤推荐采用保守治疗，常规处理包括冰敷、止痛、悬吊和适度制动，待患者疼痛减轻后进行康复锻炼，以恢复运动范围和稳定性。针对Ⅲ型损伤的治疗目前存在争议。一些学者主张初期采取保守治疗，根据治疗效果来决定后续治疗方案，然而Ⅲ型损伤保守治疗一旦失败就可能影响患者的康复时间和康复质量，所以也有学者推荐Ⅲ型损伤尽早行手术治疗。至于Ⅳ、Ⅴ、Ⅵ型损伤，均需要进行手术治疗。

目前治疗肩锁关节脱位的手术方法包括以下两种：

（1）肩锁间固定术　包括克氏针固定和锁骨钩钢板固定。

（2）喙锁间固定　主要有 Bosworth 螺钉固定、Endobutton 带袢钛板内固定和 Tightrope 带袢钛板内固定。

克氏针固定是最早出现的肩锁关节复位方法之一，但目前使用较少。该方法通过在肩峰外侧做一个弧形切口，暴露喙突，将肩锁关节复位，并插入两根克氏针进行固定。克氏针固定具有操作简单、创伤小、费用低等优点，但易发生松动或断裂，并且可能导致克氏针移位、创伤性关节炎和肩锁关节疼痛。克氏针移位是最常见的并发症之一，如果移位的克氏针进入纵隔、椎管、心脏、肺、肺动脉和主动脉，可能引起致命损伤。一些学者建议每4周进行一次X线检查，一旦发现松动迹象，应立即取下克氏针。因此，目前临床上很少有医疗机构采用克氏针固定来治疗肩锁关节脱位。

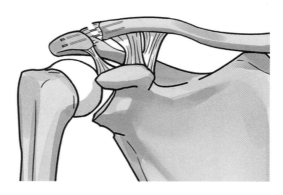

近年来锁骨钩钢板是治疗肩锁关节脱位的常用方法。该技术的原理是将钩钢板的钩端插入肩峰下方，然后将钩钢板固定在锁骨远端，通过杠杆作用对锁骨远端施加压力以实现肩锁关节的复位。然而，术后肩部疼痛和钢板取出后脱位复发是最常见的并发症，术后肩部疼痛的发生率可达25.5%。其他并发症包括肩峰冲击、肩关节活动受限、锁骨肩峰骨吸收和钢板断裂等。钩钢板的使用是为了临时固定和维持复位效果，但需要在术后6~12个月内取出，因为过长的放置时间会增加上述并发症的风险。此外，该手术方法限制了关节的生理微动，可能导致术后疼痛和关节僵硬等相关并发症。这些缺点制约了锁骨钩钢板治疗的手术效果。

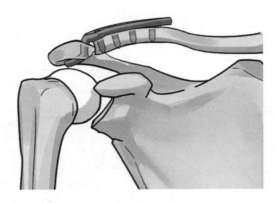

既往有学者采用 Bosworth 螺钉固定喙锁关节治疗锁关节脱位，通过将一颗螺钉穿过锁骨并垂直固定在喙突基底部，以代替喙锁韧带，为肩锁关节提供稳定性，使锁骨与喙突之间保持正常位置。相比其他方法，该方法的优点是不会破坏肩锁关节的完整性，从而降低术后发生肩锁关节炎的风险。然而，缺点是在固定期间可能出现螺钉断裂或移位，因此需要在术后 6 周进行第二次手术将螺钉取出。此外，该方法同样会限制肩锁关节的微动功能，改变其原有的生物力学特性。目前，该方法的应用较为有限。

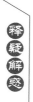

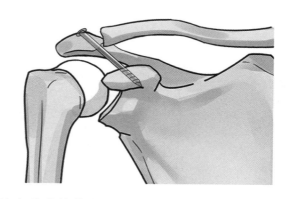

　　随着肩关节镜技术的不断发展，越来越多的学者尝试采用微创方式治疗肩锁关节脱位，并取得了令人满意的疗效。关节镜技术具有切口小、恢复快的优势，同时还能够及时检查和修复关节内的其他损伤，因此备受青睐。在关节镜下采用 Endobutton 钢板弹性固定喙突与锁骨的方法具有解剖复位、持续稳定、符合生物力学、创伤小、并发症少、无须进行第二次手术取出等优点。手术过程中，在锁骨和喙突上钻孔，并分别放置两块钢板，通过环形袢形成一种非刚性连接，然后通过调节环形袢的张力来阻止喙锁的分离。这种方法通过重建喙锁韧带，最大限度地恢复了喙突与锁骨之间的生理连接特性，实现了解剖复位，并有利于关节囊和韧带的修复和瘢痕形成。此外，该方法允许肩锁关节在一定范围内进行微动，符合生物力学的要求，且无需进行第二次手术取出，疗效令人满意。

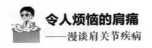

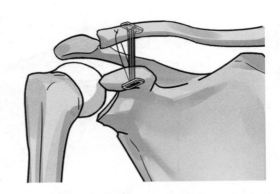

此外，TightRope 袢钢板具有可调长度的特点，适用于关节镜下喙锁固定的材料，已被多位研究者证实为一种可靠的手术治疗方法，用于治疗肩锁关节脱位。研究发现，在Ⅲ型损伤的治疗中，关节镜下使用 TightRope 固定的效果和满意度高于 Bosworth 螺钉。与切开直视下手术相比，关节镜下手术具有创伤小、患者满意度高、术后恢复快等优势，并且术后的力学强度不逊于切开手术。

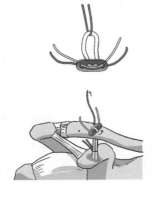

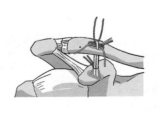

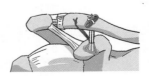

关节镜下袢钢板微创治疗肩锁关节脱位

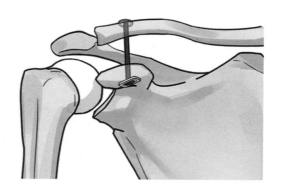

　　总的来说，采用关节镜下的Endobutton/TightRope重建喙锁韧带治疗肩锁关节脱位，具有创伤小、有利于关节囊和韧带的修复和瘢痕形成，并允许肩锁关节在一定范围内进行微动，符合生物力学要求，效果满意，只需一次手术，终身受益。此外，关节镜手术切口小，避免了切开手术所带来的软组织损伤和皮肤伤口，并减少并发症的发生，有利于患者尽早恢复日常生活。

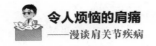

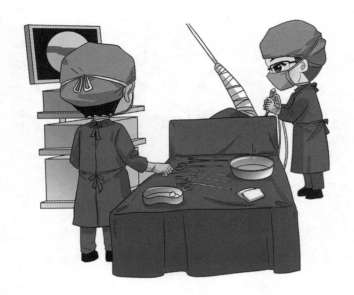

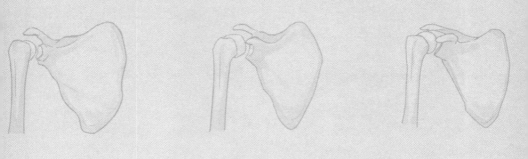

不可忽视的肩关节镜围手术期

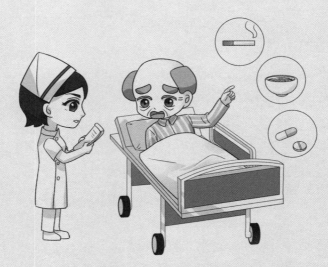

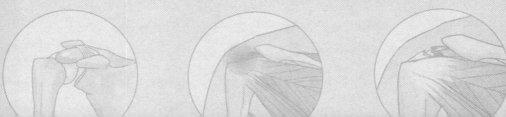

围手术期（Perioperative period）是指从患者准备接受手术开始，到手术结束，直至术后恢复期的整个时间段。这一期间包括术前准备阶段、手术过程和术后恢复阶段。

术前准备牢牢记

周日傍晚，随着探视人群的离去，骨科病区渐渐安静了下来。这时，5 床患者右手夹着一支烟缓步向护士站走去。明天就要接受手术了，有几个问题还没搞清楚，他要去询问护士。正在护士站检查工作的护士长接待了他。

患者：护士长，明天我的肩膀要手术了，好紧张啊，我得去吸根烟缓解一下紧张情绪。还有明天手术今晚能不能吃东西？明天早晨的药我吃不吃呢？

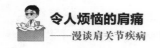

护士长：您好，不管什么原因，医院里都是禁止吸烟的，请先把香烟收起来，我再回答您的问题。

……几分钟后。

护士长：病程记录显示，您患的是右肩袖损伤、右肩撞击综合征、右肩粘连性关节囊炎，并有高血压、糖尿病、脑梗死史，明天准备行关节镜下右肩袖修补术 + 肩峰成形 + 关节腔清理 +PRP 关节腔注射术。有关手术前的准备及其相关的注意事项，我这里有一份宣教资料，您拿去看一下。如果再有什么不清楚的问题，随时都可以向值班护士、医生询问。

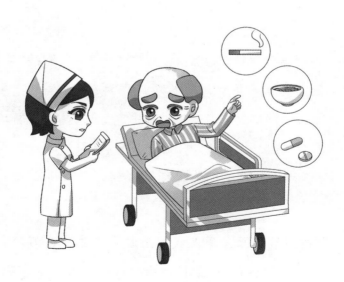

1. 术前为什么要戒烟？

烟雾中的有害物质以尼古丁和一氧化碳为主。全身麻醉后，由于血液含氧量在一氧化碳的影响下而降低，容易导致患者出现肺部供氧不足，可能在术中引发生命危险；术后，患者血液供氧能力的降低也会影响身体细胞的活性，延缓伤口的愈合。此外，吸烟还可导致呼吸道痰液增多且难以排出，进而会导致患者的肺部出现感染。

2. 术前如何饮食？

术前晚 24 点开始严禁吃东西，术日凌晨 4 点后禁止喝水，如果早晨有需服用药物，请尽量咀嚼或干吞服用，以免发生术中出现反流导致窒息。手术早晨如有糖尿病类药物请暂停口服，如有高血压的患者请咨询医生是否服用降压药。

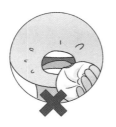
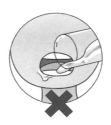
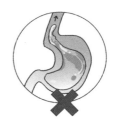

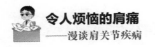

3. 高血压服药患者应注意什么?

　　钙通道阻滞剂类降压药（如硝苯地平片）可改善心肌氧供需平衡，增强麻醉药、肌松药和镇痛药的作用，故术前无需停药，可持续用到手术当天。血管紧张素转换酶抑制剂（如卡托普利）及血管紧张素Ⅱ受体阻滞剂类降压药（如缬沙坦类药物），可能增加术中低血压的风险，一般手术当天应停药。术前应继续服用β受体阻滞剂类降压药物（如富马酸比索洛尔），避免突然停药造成血压反跳现象。围术期高血压患者血压目标值小于 150/90 mmHg。

4. 围术期血糖控制不佳会引起哪些问题? 血糖应该控制在什么范围?

　　围术期血糖控制不佳会导致术后感染、心脑血管事件和死亡风险增加，因此密切监测药物治疗后的血糖。专家共识推荐围术期血糖控制在 7.8~10.0 mmol/L，对于高龄（≥75 岁）、频繁发作低血糖、合并严重心脑血管疾病的患者，血糖目标上限可适当放宽至 12.0~13.9 mmol/L。

5. 术前能否继续服用阿司匹林？为什么？

术前1周停用阿司匹林等抗凝药物，如有必要则改用低分子肝素等替代药物，因为阿司匹林类药物可能会引起术中及术后出血的风险增高。

6. 术前如何皮肤准备？

术前晚洗头、洗澡时，注意医生做好的手术标记不要洗掉。手术当天早晨备皮，即：以患者肩关节为中心，上、下各20厘米范围内，剔除腋毛，并且修手指甲。

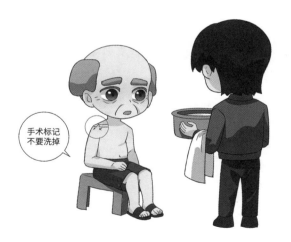

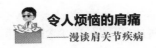

7. 手术当天早晨还要注意什么?

手术日早晨更换清洁病衣裤,并且上衣反穿(纽扣在后背),佩戴好手腕带,取下各种首饰(包括手链、手镯、项链、戒指、金属发夹等),交给家属保管。戴假牙的患者需要摘除假牙,防止麻醉后因假牙脱落而引发窒息。

8. 全麻术后的注意事项有哪些?

全麻患者麻醉未清醒时应去枕平卧,头偏向一侧,麻醉清醒的患者平卧 6 小时后可以半卧位,手术当天严禁下床;返回病房后 6 小时内严禁吃东西、喝水,6 小时后可以进食;术后可能出现头晕、恶心、呕吐、头痛等麻醉反应,一般情况下 24 小时内均为正常现象,也可及时告知医护人员。

术后康复细细问

刚刚回答完 5 床的咨询，两天前已经手术的 8 床患者又来找护士长询问了。

患者：护士长，我的肩膀手术做完了这么痛，是不是要好好休养一段时间不能动啊？是不是要戴个绑带保护一下啊？我是不是手和胳膊肘也都不能动啊？我的肩膀啥时候可以开始活动啊？每天动几下啊？动早了会不会把伤口和里面的肌腱又拉坏了啊……

护士长：老人家，您不要着急，肩关节手术后的康复训练要有一个过程，上次顾医生和护士小胡不是已经和您讲了吗。喔，我这里还有一个术后康复小秘籍要告诉您，概括起来叫作"循序渐进，先被动后主动，匀速缓慢悠着来"。只要您照着去做，早日恢复不是梦。

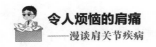
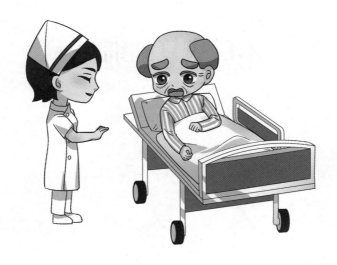

1. 什么是循序渐进?

　　我们的肩关节周围有很多软组织,如肌腱、韧带、关节囊、滑囊等,术中不可避免地会损伤到这些结构。术后愈合的过程中,这些软组织很容易粘连挛缩长成凹凸不平的瘢痕,很像皮肤烧伤的患者留下的那种可怕的瘢痕。所以术后一定要坚持活动,抑制瘢痕的形成,但同时也要注意不能暴力锻炼。"长痛不如短痛,我一咬牙一跺脚一个猛劲给它拉开省得每天受罪"——这是万万不可的,暴力拉扯会导致刚愈合的创面撕裂,局部出血和肿胀导致更剧烈的疼痛和瘢痕增生,影响关节功能恢复。循序渐进就是要按照术后医生给予的康复计划，每天做 2~3 组，每组每个动作做 15~20 次，最重要的是每天要有进步，认真完成每个阶段布置的作业，像做拉面一样慢慢把这些形成的瘢痕拉长拉松，跟它打持久战才能赢得最终的胜利。

2. 什么是先被动后主动？

被动活动简单地说就是手术侧的胳膊自己偷懒不出力，靠自己正常一侧的手或者家属出力带着它活动。被动活动的优点是运动时手术侧的肌肉不会收缩拉扯受伤的组织，相对疼痛较轻，也不容易造成意外受伤；缺点是肌肉如果老偷懒，时间长了就不会干本职工作了，也就是我们常说的肌肉萎缩。主动活动，正好和被动活动相反，就是手术侧肩膀自力更生靠自己的肌肉活动，优缺点也就正好和被动活动反过来。根据组织修复的生理特点，术后 2~3 周内不建议做过多的主动运动，3 周以后根据手术情况逐渐增加主动运动的强度和次数。当然具体的时间节点、需不需要佩戴护具还是要按手术医生的康复计划来。

3. 什么是匀速缓慢悠着来？

这个要细细说道说道了。

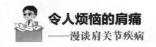

　　"匀速"是指早期不管做什么康复训练，胳膊的移动都要尽量平稳，不要突然加速或者减速。匀速运动有助于松解和拉伸粘连的瘢痕组织。突然的变速可能会诱发肌肉的痉挛，就像游泳时腿抽筋，造成肌肉拉伤或损伤还没有长好的肌腱韧带。

　　"缓慢"一词很好理解，但操作起来很不容易。举个例子，这有点像武侠小说里面世外高人打太极拳，双臂行云流水似动非动。我们建议患者或者家属可以心中读秒，根据读秒的节奏控制活动速度，越慢越好，切忌心浮气躁。

　　"悠着来"主要是针对疼痛，术后 3 周内做康复训练的时候会伴有不同程度的疼痛，剧烈程度因人而异，很多患者纠结的问题是疼痛到什么程度就不能训练了？悠着来的意思就是疼痛只要在可耐受的范围内，就可以做康复计划中的训练动作。但要注意，在训练中经常会出现本来练得好好的，活动到某个位置时突然一阵剧痛，这个时候一定要冷静，不要因为害怕而整个胳膊抽紧，也不要因急于把胳膊放下而剧烈挥动胳膊，这样会造成肌肉或软组织拉伤加重疼痛。正确的做法是尽量放松肌肉，借助正常一侧的手或家属拖住胳膊在引起疼痛的位置停顿 5 秒，这时疼痛一般都会明显减轻，然后再慢慢放下。做一些放松训练后再开始前面的康复训练。

千言万语汇成一句话：相信手术医生的康复计划，牢记秘籍坚持理性锻炼，恢复愉快的日常活动不是梦！

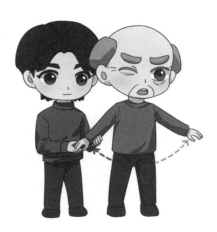

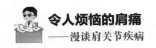
出院回家慢慢养

下班前，护士长又接待了几位明天将要出院的患者，并回答了他们的咨询。

患者：护士长，我们明天就要出院了，感谢你们几天来的精心护理和详细宣教。今天我们还想了解一下出院回家后的注意事项。

护士长：护理工作是我们的本分，你们说的都是我们应该做的，所以感谢就不用了。至于出院后应该注意哪些问题，我们已经为大家准备了一份资料，我正想让值班护士给你们送去，你们来了就直接带走吧。祝你们早日康复！

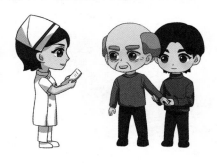

1. 伤口纱布多久更换一次？

一般伤口 3~5 天换一次药，直至拆线，不需要天天更换。

2. 可以自己更换纱布吗？

不建议，建议去医院进行换药。

3. 需要拆线吗？

需要。术后 14 天可以到就近的医院进行拆线。

4. 医生配的药需要吃光吗？

需要。肩袖损伤术后出院会随配消肿和消炎止痛的口服药物。此类药物均是餐后半小时服用。若服药后有不适反应及时联系床位医生。

5. 手术后能洗澡吗？

原则上术后 3 天即可洗澡，但是洗澡时要保持术肢尽量不动，伤口处要保持清洁干燥。这样的洗澡可能比较麻烦，所以一般建议术后 14 天拆好线后再洗澡。如果伤口未愈就洗澡，可能导致水分通过患处进

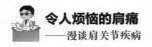

入伤口，从而引发肿胀、感染、剧烈疼痛等不良症状。

6. 什么情况下需要及时就医？

当出现以下情况时，应及时就医：①伤口有渗液或有异味；②体温持续两天以上超过 38 ℃；③伤口红肿；④伤口大量渗血。

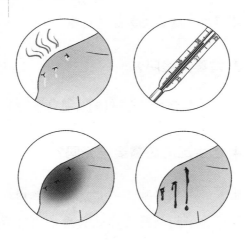

7. 术后为什么会发烧？

发热是术后最常见的症状，72% 的患者体温超过 37 ℃，41% 的患者高于 38 ℃。如果体温不超过 38 ℃，可暂不予处理，多饮水即可。高于 38.5 ℃，患者感到不适，可给予物理降温（如冰敷、乙醇擦浴），多喝温水，对症处理。

8. 为什么术后还是疼痛？

肩关节镜术后愈合时间一般是在 3~6 个月。在没有完全愈合之前，由于炎症、术后张力、功能锻炼等原因会引起术后疼痛，因此我们可以通过口服消炎镇痛药物、冰敷、休息放松肩部等方法来缓解。待局部炎症消退、肩关节张力调整至正常，疼痛即会慢慢消失。

9. 饮食有需要注意的吗？

术后的饮食原则是清淡易消化，忌辛辣刺激食品。在手术恢复期，身体需要摄入更多的蛋白质、维生素和矿物质来提高免疫力和机体修复能力。建议多食用新鲜蔬菜水果、鸡蛋、牛奶等。蔬菜每天 300~500 克，鸡蛋每天 1 个，牛奶每天 300~500 毫升，每天摄入 12 种以上的食物，可少量多餐。不饮酒，不喝碳酸饮料、浓茶、咖啡。糖尿病患者严格控制血糖，忌食高糖甜点，少食油腻食物，控制碳水化合物的摄入。体重控制在理想范围内。

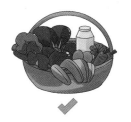
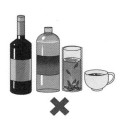

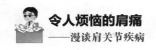

10. 术后需要佩戴支具吗？

需要。支具从术后第 1 天开始就要 24 小时佩戴（睡眠时也需要佩戴）。当我们的手臂靠在支具上，肩部会自然呈现最合适的角度（外展 30°），这有利于肩袖肌肉和肌腱恢复，也能减轻疼痛。

11. 支具需要戴多久？

一般需要外展固定 6 周，让缝合好的肩袖充分愈合。

12. 回家后需要冰敷吗？

需要术后 0~3 周术侧肩有可能肿痛，每隔 1 小时可进行 10~15 分钟的冰敷，有效地缓解术后水肿、疼痛。冰敷时应当用毛巾包好患处，以防皮肤直接与冰袋接触而冻伤。

13. 手术部位可以热敷吗？

可以。但是伤口未愈合时不建议热敷。伤口愈合后可以在功能锻炼之前给予热敷以放松肌肉，促进血液循环。

14. 术后多长时间需要复查？

术后复查时间依次为：术后6周、术后3个月、术后半年、术后一年。复查能够及时调整康复训练方案，保证肩关节功能最大程度恢复。

15. 复查需要带什么？

复诊时应该带齐以下资料：①门诊病历本，并请续用包含了之前诊疗记录的病历本，勿用新本；②出院小结，请各位患者及家属一定记得携带，我们将以此为依据进行康复评定和指导；③术前、术后影像资料，术前与术后分开存放；④《康复训练计划手册》。

16. 康复需要多长时间？

一般需要1年左右。

17. 康复一定要去康复医院吗？

有条件的患者术后可以去有经验的康复专科医院或者康复中心进行康复治疗。在康复中心进行早期康复治疗的患者，应严格按照术后康复训练计划指导的内容进行训练，并及时与床位医生联系。

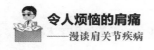

18. 术后多久能恢复正常工作？

整体而言，肩袖修补术后能够完全独立工作至少要等两个半月。

19. 术后会有并发症吗？

肩关节镜并发症总体发生率相当低，感染的发生率约为 0.04%~3.4%，深静脉血栓及肺栓塞的发生率小于 0.01%，少数会出现一些肢体的肿胀、疼痛及肩关节粘连等。

20. 怎样预防手术并发症？

（1）术中会常规使用抗生素预防伤口感染，术后会常规监测体温，若居家体温持续超过 38 ℃两天以上，请及时就诊。

（2）术前床位医生会及时询问病史，术前术后均会进行凝血功能检查，若发现异常，则积极予以小分子肝素治疗，预防深静脉血栓及肺栓塞。

（3）术后尽早主动按照康复计划进行关节及肢体功能康复锻炼，可有效避免肩关节粘连。